U0285917

与你"械"逅，走近身边的医疗器械

国家药品监督管理局医疗器械技术审评中心　组织编写

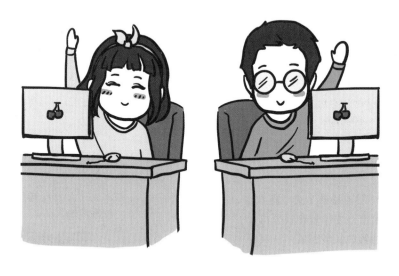

中国健康传媒集团
中国医药科技出版社

内容提要

医疗器械看似离我们很远,其实它们就在我们的身边,小到医用纱布、体温计、助听器、血压计、血糖仪、刮痧板,大到超声仪、CT 机、核磁共振仪,无论是在日常生活中,还是去医院进行各项检查时,我们都会用到大大小小的各种医疗器械。可以说医疗器械安全与人民群众身体健康和生命安全息息相关。

本书由国家药品监督管理局医疗器械技术审评中心专家团队精心编写,介绍了常见的和大家关注的部分医疗器械的相关知识,以简单易懂的对话、贴心细致的解答、图文并茂的形式向读者普及医疗器械知识,帮助读者进一步了解医疗器械、防范用械风险、确保用械安全。

图书在版编目(CIP)数据

与你"械"逅,走近身边的医疗器械 / 国家药品监督管理局医疗器械技术审评中心组织编写 . — 北京:中国医药科技出版社,2021.4

ISBN 978-7-5214-2364-8

Ⅰ . ①与… Ⅱ . ①国… Ⅲ . ①医疗器械—基本知识 Ⅳ . ① R197.39

中国版本图书馆 CIP 数据核字(2021)第 044919 号

美术编辑 陈君杞
版式设计 锋尚设计

出版 **中国健康传媒集团** | **中国医药科技出版社**
地址 北京市海淀区文慧园北路甲 22 号
邮编 100082
电话 发行:010-62227427 邮购:010-62236938
网址 www.cmstp.com
规格 710×1000mm $^1/_{16}$
印张 10$^1/_4$
字数 148 千字
版次 2021 年 4 月第 1 版
印次 2021 年 4 月第 1 次印刷
印刷 三河市万龙印装有限公司
经销 全国各地新华书店
书号 ISBN 978-7-5214-2364-8
定价 55.00 元

版权所有 盗版必究
举报电话:010-62228771
本社图书如存在印装质量问题请与本社联系调换

获取新书信息、投稿、为图书纠错,请扫码联系我们。

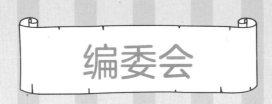

编委会

主 编

邓 刚

副主编

孙 磊 高国彪 卢 忠 许 伟 王以朋

编 委（按姓氏笔画排序）

王颖（人事处） 王永清 史新立 吕允凤 刘志涛

刘英慧 安娟娟 杜晓丽 杨晓冬 杨鹏飞 李 思

李耀华 吴 琨 闵 玥 张世庆 陈亭亭 林 欣

赵 鹏 贾健雄 郭亚娟 郭兆君 彭 亮 董劲春

程茂波 蓝翁驰

编写人员（按姓氏笔画排序）

王颖（审评一部） 王雅文 叶成红 申 高 田佳鑫

包 雯 刘 菁 关 红 李 洁 李红然 李晓云

吴传松 邱 宏 邹艳果 张 嵩 张宇晶 张晨光

陈 敏 陈博文 赵 阳 钟佑锦 姜琳琳 黄长瑾

程伟璐 程玮璐 甄 珍 雷 山 鲍雅晴

前　言

　　为贯彻落实国家药品监督管理局做好医药产品科普相关工作要求，普及科学知识，弘扬科学精神，提高全民文化素质，国家药品监督管理局医疗器械技术审评中心（以下简称"器审中心"）组织编写了《与你"械"近，走近身边的医疗器械》。本书选取了生活中常见的医疗器械产品，如电子血压计、血糖仪、输液器等，围绕其作用原理、使用方法以及注意事项等内容，编制文字脚本，几经打磨，最终完成定稿。

　　本书通过卡通形象"小械"和"康康"的视角，以简单直观的漫画手法和通俗易懂的对话形式，介绍公众关注的医疗器械热点问题和前沿科学，在轻松活泼的氛围中引导和帮助公众了解医疗器械的科学知识和使用提示，不断提升公众对医疗器械的理解与认知。本书可作为医疗器械企业科普读物，医疗器械行政监管部门、检测机构、咨询机构工作人员、行业相关人员以及非专业公众均可阅读学习。

　　本书在编写过程中得到了业界及专业画家的大力支持，在此一并表示诚挚的感谢。由于受编者水平所限，书中仍有需要改进和完善之处，欢迎广大读者提出宝贵的意见和建议。

邓刚

2021年2月

我叫小械。

螃蟹的蟹？

不是螃蟹的蟹哦，是医疗器械的械。

大家好！

我叫康康，健康的康。祝大家身体健康！

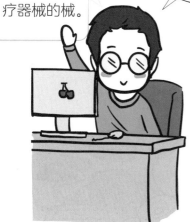

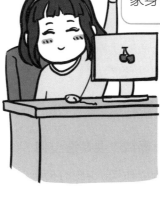

这个名字有点奇怪，什么是医疗器械呀？

哈哈，让我来给你介绍一下。医疗器械是对疾病进行预防、诊断、治疗、监护和缓解的医疗类产品。

那么，医疗器械与我们熟知的药品一样吗？

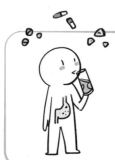

医疗器械和药品都是保障公众医疗健康的产品。简单来说，药品主要通过在人体内或体表发生药理作用从而发挥功效。

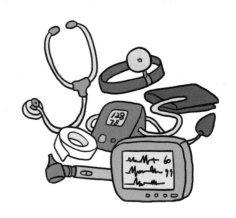

而医疗器械主要是通过物理等方式发挥作用，有时还需要计算机软件的辅助。体外诊断试剂也是按照医疗器械管理，它通过与人体样本进行生化和免疫反应发挥作用。

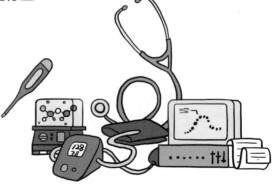

哇！医疗器械产品的跨度好大！医疗器械都有哪些产品呀？

比如去医院诊断时使用的X光机、核磁共振扫描仪等大型设备；化验所需要的体外诊断试剂；进行外科手术时医生使用的手术工具和植入患者体内的器械，如心脏起搏器、支架、接骨板等小而精密的产品。还有一些家用医疗器械，比如家用血压检测仪、家用制氧机等。

原来这些产品都属于"医疗器械"呀！我要好好了解一下！

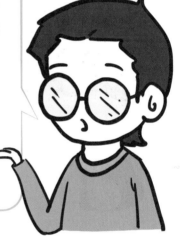

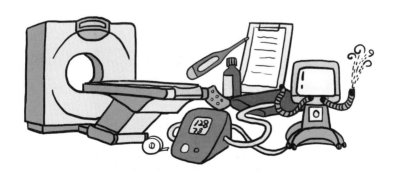

小械，感觉你很专业呢！

我来自国家药品监督管理局医疗器械技术审评中心（简称CMDE），我们日常工作就是对大家使用的医疗器械进行技术审查和客观评价，符合有效性和安全性的产品会在后续审批后进入市场，保护老百姓的健康。

太好了。你好好给我们讲讲关于常用医疗器械的知识吧！

走近器械，关注健康

目 录

1　教你三招选购家用医疗器械 / 1

2　血糖仪的秘密 / 9

3　胰岛素注射笔：糖尿病病友的

　　"好朋友" / 17

4　挑选家用电子血压计 / 23

5　六龄齿防御战攻略之口腔防龋材料 / 29

6　玻尿酸，美丽背后的风险 / 40

7　光子嫩肤知多少 / 47

8　激光脱毛的那些事 / 53

9　"打呼噜星人"应该了解的睡眠呼吸机 / 60

10　聊聊检测报告里的肿瘤标志物 / 67

11　新冠病毒阻击战之核酸检测试剂盒 / 75

12 新冠病毒阻击战之抗体检测试剂盒 / 85

13 火眼金睛 CT 机 / 93

14 救命的呼吸机 / 100

15 支气管镜：呼吸科的"法宝" / 108

16 ECMO：ICU 的有利武器 / 116

17 HIV 试纸的那些事 / 123

18 避光输液器使用有讲究 / 130

19 救命神器 AED：公众急救进行时 / 136

20 揭秘高电位治疗仪 / 142

21 私人定制之 3D 打印骨科医疗器械 / 147

1

教你三招选购家用医疗器械

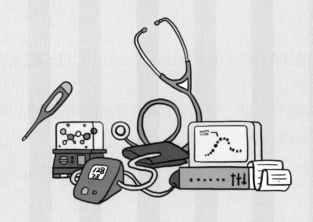

小械，我想给爸妈在家中备一些医疗产品，但是现在市场上产品的选择太多，一是不知道如何在鱼龙混杂的产品中选择正规的，二是不知道该为他们选择哪些产品。你是这方面的专家，有什么好的方法告诉我吗？

别急，一些常见的产品比如电子血压计、电子体温计、超声雾化器、家用呼吸机，包括一些理疗设备等都属于医疗器械。获准上市的医疗器械都会有一张注册证或备案凭证。

虽然作为消费者是看不到这张证书的，但是却能找到对应的注册证号。

第一招就是"找"！你的首要任务就是在产品标签、说明书或者产品包装上找到它。

注册证编号的编排方式为：

X1 械注 X2XXXX3X4XX5XXXX6

X1 为注册审批部门所在地的简称：境内第三类医疗器械、进口第二类、第三类医疗器械为"国"字；境内第二类医疗器械为注册审批部门所在地省、自治区、直辖市简称。

X2 为注册形式："准"字适用于境内医疗器械；"进"字适用于进口医疗器械；"许"字适用于香港、澳门、台湾地区的医疗器械。

XXXX3 为首次注册年份

X4 为产品管理类别：医疗器械按照风险高低分为一、二、三类。

XX5 为产品分类编码

XXXX6 为首次注册流水号

如果我无法找出注册证号，或者商家伪造注册证号怎么办呢？

自然还有下一招——"查"。如果找不到注册证号，无法判断其合法性那就万万不能购买。

找到注册证号之后就可以在互联网上搜索进入国家药品监督管理局（简称国家药监局）网页，在医疗器械项下找到医疗器械查询。我细细演示给你看。

 国家药品监督管理局
National Medical Products Administration

请输入关键字

| 🏠 | 机构概况 | 政务公开 | 药品 | 医疗器械 |

网站首页 >> 医疗器械

监管动态
公告通告
法规文件
政策解读
飞行检查
医疗器械召回
医疗器械科普
不良事件通报
医疗器械查询
医疗器械唯一标识集成服务

医疗器械查询

国产器械 　医疗器械分类目录

进口器械 　医疗器械广告

医疗器械检测中心受检目录

医疗器械标准目录

更多>>

医疗器械监管动态

· 国家药监局召开加强疫情防控医疗器械质量监管视频
· 2020年11月进口第一类医疗器械产品备案信息（2020-
· 各省医疗器械许可备案相关信息（截至2020年11月30日
· 第十一届中国医疗器械监督管理国际会议（CIMDR）在
· 2020年10月进口第一类医疗器械产品备案信息（2020-
· 各省医疗器械许可备案相关信息（截至2020年10月31日

医疗器械公告通告　　医疗器械法规文件

◎ **医疗器械**

国产医疗器械产品（注册）(83982)	国产器械（历史数据）(171905)	国产医疗器械产品（备案）(99349)
进口医疗器械产品（注册）(20496)	进口器械（历史数据）(52682)	进口医疗器械产品（备案）(9740)
医疗器械标准目录(1587)	体外诊断试剂分类子目录（2013版）(766)	医疗器械检测中心受检目录(32933)
医疗器械分类目录(1624)	医疗器械生产企业（许可）(15668)	医疗器械生产企业（备案）(16168)
医疗器械经营企业（许可）(293464)	医疗器械经营企业（备案）(807119)	一次性使用医疗器械产品(29523)

注册证号中 X2 是"准"则点击国产器械，"进"或者是"许"则点击进口器械。在注册证编号一栏输入产品注册证号，如果该证号是真实的，搜索结果就会出现该产品的注册信息，该注册信息与注册证上的内容是一致的。

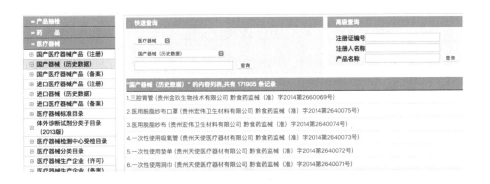

另外，二类三类器械实行注册制度，而一类产品实行的是备案制度。备案证书号的编码方式为 X1 械备 XXXX2XXXX3。

如果你看到证号上带有"备"字，就说明该产品是第一类产品。

注册证号的精髓我算是领会了！有了这两招，就可以知道哪些器械是经过批准合法上市的了。可是如何选择，我还是有些云里雾里。

那就需要第三招——"看"。

中华人民共和国医疗器械注册证
（格式）

注册证编号：

注册人名称	
注册人住所	
生产地址	
代理人名称	（进口医疗器械适用）
代理人住所	（进口医疗器械……
产品名称	
型号、规格	
结构及组成	
适用范围	
附 件	产品技术要求
其他内容	
备 注	

首先，你要看的是适用范围是否符合你想买这台设备的目的。

审批部门： 　　　　　　批准日期：年 月 日

有效期至：年 月 日

（审批部门盖章）

其次，应关注注册证适用范围中的限定要求。

注册证适用范围明确在医疗机构中使用的设备不属于家用设备。

注册证适用范围明确需要专业医护人员指导使用的，说明该器械虽然可以家用但是有一定的风险，我们自己不能随便操作。

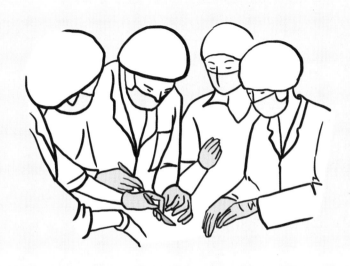

最后，当你觉得适用范围符合你的购买目的时，再看一下注册信息中的结构组成是否与想要购买的设备一致。这样可以避免被商家的夸大宣传迷惑或买到名不副实的产品。

谢谢小械，我知道啦。

今天我教你的是速成招数，只能应对简单情况。查询时遇到不明白的可以随时找我。

2

血糖仪的秘密

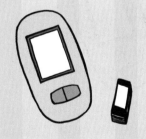

小械小械，我二大爷最近查出来患上了糖尿病，我想帮他选个血糖仪，快来帮帮我。

 没问题。血糖监测是糖尿病患者强化治疗方案中的基础和重要环节，通过静脉抽血监测血糖准确度高，但需血量较多，测试时间较长，不便于一日多次监测，还会给患者带来一定的痛苦。自测用血糖监测系统具有操作简单、易于掌握、需血量少、反应时间短、测试线性范围宽等优点，主要是为非专业人员使用的体外诊断医疗器械，更适合患者平日在家中使用。

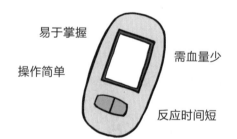

易于掌握

操作简单

需血量少

反应时间短

这种仪器的检测结果准确吗？

血糖仪与医院专业的检测仪器比还是有一定差别的。因为血糖仪通常检测的是手指毛细血管的血糖，医院生化仪检测的是静脉血清或血浆葡萄糖，不同采血部位的测试结果在不同情形下可能会有不同。当然，手指血大多数情况下还是可以反映总体血糖变化趋势的。
在选择购买血糖仪时，可以关注说明书中有关注意事项的描述。

我发现了！你经常让我看说明书！说明书这么重要吗？

没错，医疗器械的说明书是产品在上市前充分验证安全有效性的浓缩信息，对于指导患者用械有直接的帮助。患者通过认真阅读说明书不光能学习怎样使用，还能通过说明书了解产品性能。

血糖仪是不是要配监测试纸一起使用，试纸选择有什么讲究吗？

当然了，血糖试纸是自测用血糖监测系统的重要组成部分。市场上主流试纸主要采用的是葡萄糖氧化酶法、葡萄糖脱氢酶法等。

 专业名词听起来好晕，能说简单点吗？

只要记住它们的优缺点就行，按需购买。前者测量速度快，对葡萄糖的特异性好，但试纸怕长时间暴露在空气中被氧化，同时会受到环境氧浓度和海拔过高的影响，需要封闭干燥储存，试纸开封后使用时间不宜太长，从容器中取出的试纸应在5分钟内使用。

后者不受氧气和海拔影响，开罐后可用到有效期结束，但还是怕受潮，也需要及时加盖防潮。此外，这类试纸，除与葡萄糖反应外，还可能会与血液中的麦芽糖、半乳糖、木糖产生反应，造成血糖假性增高，需要注意。

试纸可以混用吗？

不行的。国家药监局批准的血糖仪都是封闭系统，也就是说某款血糖仪只能配套特定型号的血糖试纸。非配套试纸不具备参考价值哦。

又要说到说明书的问题啦，哪个试纸配套哪个血糖仪，说明书上都有明确说明。

血糖仪需要质控或比对吗？

当然啦！血糖仪一般出厂都经过严格校准，但也不是一劳永逸的。患者可以把平时记录的自测结果与医院定期的检测结果做比对，也可以定期检测糖化血红蛋白来评估过去一段时间血糖控制的总体情况。当出现以下情况时可能需要联系厂家客服协助解决：

（1）血糖仪检测数值偏差比较大时，或怀疑血糖仪、试纸条出现问题时。

（2）血糖仪摔跌后，可能影响电子元器件，如数字显示不清、缺失等。

（3）当测试结果未能反映患者自身身体实际状况时。

突然对这个小小的血糖仪信心大增呢，我买回去给全家都测测，看谁可能是糖尿病"后备军"。

哈哈哈，我就知道你会有这种想法。

你这么懂我？

嘿嘿，主要是很多人都这么想。注意啦，我国目前所有血糖仪产品只能作为患者或医生掌握一段时间血糖变化水平的监测手段，如果需要诊断糖尿病或作为药物用量调整的依据，必须采用更准确可靠的实验室检验方法，而且需要抽静脉血。

还有最后一个问题，怎么能保证每次都测得准呢？

还有三点需注意。

1. 采血方法要正确

采血量不足、血流不畅或过度挤压等会影响结果。这种情况下可以采取让手臂自然下垂15~20秒、温水洗手、对被采血手指的两侧进行轻度按摩、活动手臂促进血液循环、选择指尖弧度偏侧位置下针以及加深采血笔穿刺深度的方法增加血量。如果末梢循环不佳必须挤血的话，用力处应至少距离取血点0.5cm以上。

2. 试纸保存要留心

血糖仪本身出现故障的概率较小，但试纸容易受温度、湿度等影响。因此试纸条应存放在干燥、阴凉、避光的地方，使用后应立即加盖，密闭保存；储存在原装盒内，可采购单条包装的试条；手指等不要触摸试纸条的测试区；不要使用过期和开瓶后超过3个月以上的氧化酶试纸条。

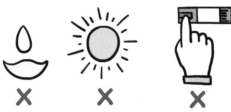

3．消毒剂影响不可小瞧

　　酒精没有完全挥发时进针，疼痛感会增加，并且干扰试纸虹吸效果、影响血液进入血糖试纸，所以要待酒精挥发后再取血操作。碘酒、碘伏等含碘的消毒液会导致血糖值假性升高，尽量不要用含碘消毒剂。医生推荐一般在家中温水洗手后，保持皮肤干燥即可采血，尽量少用消毒剂。

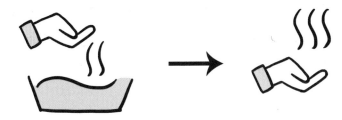

 需要注意的还真不少，我的本子都记满了。

你记满了只是第一步，要确保糖尿病"当事人"完全理解才最重要，自测者本人的规范操作才能保证测量的准确性。

 嗯嗯，我赶紧去给二大爷普及一下。

3

胰岛素注射笔：糖尿病病友的"好朋友"

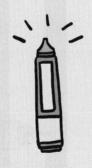

小械，我的闺蜜小糖最近被确诊为糖尿病了，医生说她需要注射胰岛素，推荐她使用胰岛素笔，她正问我怎么用呢。你快给我科普一下吧！

胰岛素注射笔的外形就像一支钢笔，储存、携带都比较方便。

胰岛素注射笔可分为胰岛素预充注射笔和笔芯可更换胰岛素注射笔。

胰岛素预充注射笔是一次性注射装置，无需更换笔芯，用完后废弃。

笔芯可更换胰岛素注射笔由注射笔笔身、注射针头和胰岛素笔芯构成，笔身通常由笔帽、笔芯架、螺旋杆、剂量调节栓和注射按钮组成，笔芯中的胰岛素一旦用完，需更换新的笔芯，笔身可重复使用。目前同一品牌的胰岛素注射笔只能与同一品牌的胰岛素笔芯搭配。

不同厂家生产的胰岛素笔，结构可能会存在差异，使用前需详细阅读胰岛素笔的产品说明书。

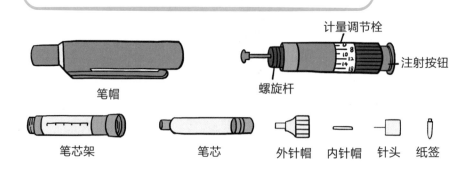

笔帽

计量调节栓

注射按钮

螺旋杆

笔芯架　　笔芯　　外针帽　内针帽　针头　纸签

嗯嗯，选购的注意事项我记下了。那么使用时还有什么需要注意的吗？

这可是个很关键的问题，来，让我好好给你讲一讲胰岛素规范注射的9个步骤。

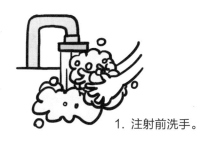

1. 注射前洗手。

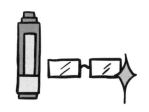

2. 核对胰岛素类型和注射剂量。

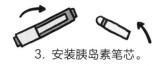

3. 安装胰岛素笔芯。

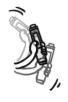

4. 预混胰岛素需充分混匀。

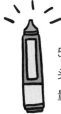

5. 安装胰岛素注射笔用针头，排尽笔芯内空气，将剂量旋至所需刻度。

6. 检查注射部位，并用 75% 酒精消毒。

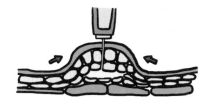

7. 根据胰岛素注射笔用针头的长度，明确是否需要捏皮以及进针的角度。绝大多数成人 4mm 和 5mm 针头无需捏皮，垂直进针即可。

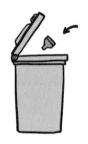

10 s

8. 注射完毕以后，针头滞留至少 10 秒后再拔出。

9. 注射完成后立即戴上外针帽，将针头从注射笔上取下，丢弃在加盖的硬壳容器中。

那注射部位怎么选呢？

常用的胰岛素注射部位包括腹部、大腿外侧、臀部外上侧、上臂外侧。腹部注射部位可分为4个等分区，大腿或臀部可分为2个或4个等分区，每周使用一个等分区，并按照顺时针方向轮换。每个等分区域每次注射点间隔≥1cm。

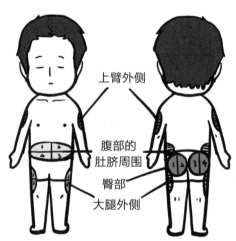

上臂外侧

腹部的肚脐周围

臀部

大腿外侧

另外还要注意，合适的针头长度以及正确的进针方式是关键。

你快说说。

4mm针头应垂直进针。幼童和非常瘦的成人，应使用4mm针头，并捏皮垂直进针。其他人群使用4mm针头注射时无需捏皮。注射时应避免按压皮肤出现凹陷，以防止针头刺入过深而达到肌肉组织。

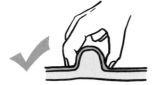

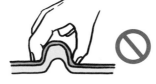

正确的捏皮方式　　　　　错误的捏皮方式

因为手抖或其他障碍无法握住 4mm 针头胰岛素注射笔的患者，可能需要使用更长的针头。若使用 6mm 及以上的针头在上臂注射，必须捏皮，所以需要他人协助完成注射。使用 6mm 针头或者 8mm 针头时，可采用捏皮或 45° 注射。

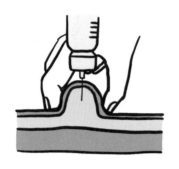

捏皮注射时正确的注射角度

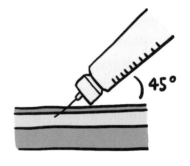

在不捏皮的情况下以与皮肤成
45°夹角注射

一定要记住，每套注射笔和笔芯只能用于一个患者，绝不能在患者之间共用。注射笔的针头只能一次性使用。切记切记！

记下了，多谢小械的"胰岛素注射笔小宝典"，我一定会转告小糖，让她规范使用胰岛素注射笔！

4

挑选家用
电子血压计

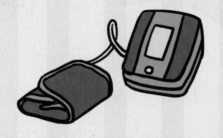

小械，我妈妈体检血压偏高，我想买个电子血压计给她用。没想到搜索出好多种血压计，我该怎么选呢？

传统的水银血压计虽然相对准确，但操作难度较高，目前家庭常用的还是电子血压计，主流的电子血压计又分上臂式和手腕式。

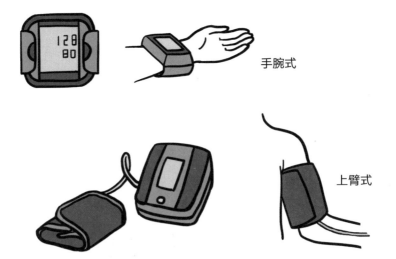

手腕式

上臂式

选择的时候，首先要检查产品标签是否有医疗器械注册证号，有注册证的血压计符合相关要求和标准，产品的安全有效才有保障。

年份　　流水号

注册证号样式：
国产：
　X 械准 XXXX220XXXX
或
　X 食药监械（准）字 XXXX
第 220XXXX 号
港澳台：
　国械许 XXXX220XXXX
或
　国食药监械（许）字 XXXX
第 220XXXX 号
进口：
　国械进 XXXX220XXXX
或
　国食药监械（进）字 XXXX
第 220XXXX 号

注册审批部门
所在地省、自
治区、直辖市
简称

型号：XXXXXX　XX 血压计
X 械注准 XXXX220XXXX
注册人：XXX 公司
住所：XXXXXX
生产地址：XXXXXX

然后我们来了解一下它们的基本原理吧。一般血压的测量是指测量上臂动脉的血压值。因为手腕动脉与上臂直接相通，距离也较近，手腕的血压值较接近上臂血压值，由此研发了手腕式的血压计。两种血压计均应当满足相应标准的准确性要求。

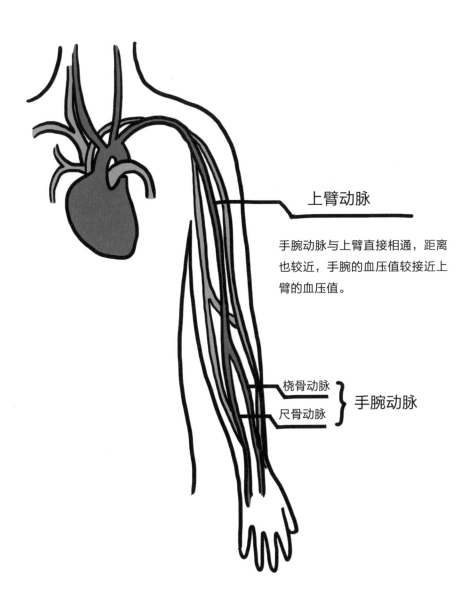

上臂动脉

手腕动脉与上臂直接相通，距离也较近，手腕的血压值较接近上臂的血压值。

桡骨动脉

尺骨动脉

手腕动脉

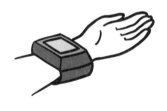

手腕式：

结构 / 体积：体积小，无管路。

操作：相对容易。要求较高，正确操作需进行较多培训。

优点：不需要暴露上臂，在寒冷地区或脱衣不便处使用方便。

上臂式：

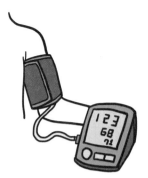

结构 / 体积：体积大，有管路。

操作：相对容易。

优点：适用人群广，适合居家使用。

电子血压计长时间使用后存在需要校准的问题，建议在长时间使用后将测量数值与听诊法测量的数值进行比较。

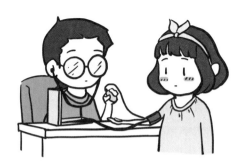

听诊法示意图

那么特殊人群有什么使用注意事项吗？

 嗯，我正要提醒，高脂血症、高血压、糖尿病等病症会加速动脉硬化或末梢循环系统障碍，这些人群使用手腕式和上臂式的血压计测量血压时数值可能有差异，此时可以用水银血压计进行进一步测量。如果为新生儿和儿童测量血压，要注意产品是否适用。

 好的，明白了，选血压计要用对功能、用对人群，各取所需、因事制宜！

 是的，记住电子血压计通常作为监测工具使用，不作为诊断工具哦！

 明白！选择重要，怎么用也很重要呢，我去好好选选，使用中遇到问题再来向你请教。

 好的没问题。

5

六龄齿防御战攻略
之口腔防龋材料

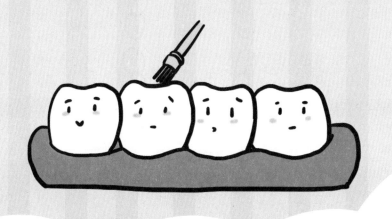

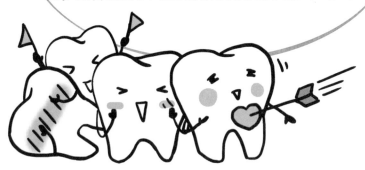

六龄齿是在第二乳磨牙的后面萌出的牙，也就是第一恒磨牙。胚胎 3~4 个月时第一恒磨牙牙胚开始形成，出生时开始钙化，2~3 岁牙冠钙化完成，6 岁左右萌出于口腔内，所以习惯称其为"六龄齿"。

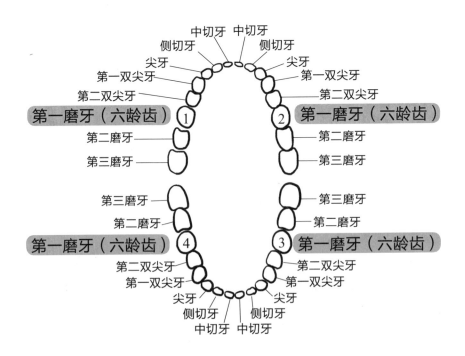

我外甥6岁了，特别爱吃糖，我看他牙上都有"小黑点"了。不过没事，反正将来会换牙，现在有龋齿也不怕。

这可不行，六龄齿可是很特别的，一共有4颗，是人的第一颗恒牙，此生唯一，不会再换牙了。六龄齿萌出时没有乳牙的脱落，易被宝妈们忽视为还要替换的乳牙，而对它的龋坏置之不理，可能会造成牙齿脱落或被拔除，成为永久性缺牙。它的早失不仅会大大降低宝宝的咀嚼功能，造成儿童营养不良，还会影响颌骨的发育，引起邻牙的倾斜以及对颌牙的伸长造成咬合关系紊乱，危害儿童身心健康。

真的吗？这么严重呀！龋坏容易发生在哪里呢？

它们最脆弱的地方是窝沟，这里是它们的软肋，常常会发展成窝沟龋。

什么是窝沟龋？没听说过。

窝沟龋，指的是磨牙、前磨牙咬合面、磨牙颊面沟和上颌前牙舌面的龋损。

正常状态下，磨牙咬合面是"沟壑纵横"的，人们进食的时候，食物在经过牙齿的打磨后，就会变得细碎、容易吞咽。而就在这个打磨的过程中，被咬碎的食物残渣留在窝沟里面，为细菌提供了生长繁殖的生态环境，细菌代谢产酸侵蚀牙齿，久而久之就形成了窝沟龋，在磨牙的咬合面形成"黑线"。

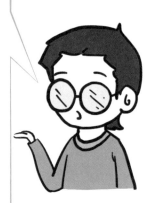

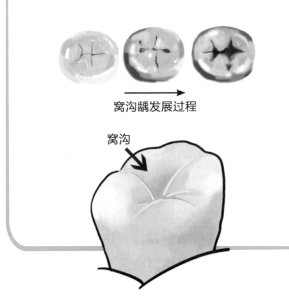

窝沟龋发展过程

窝沟

这可怎么办，有什么好办法可以尽量避免吗？

这里我向妈妈们介绍六龄齿防御战的第一种武器——窝沟封闭剂。它是一种对人体无害的树脂基材料，在牙齿咬合面的窝沟涂上它，就相当于给六龄齿穿了一件防弹衣，可以很大程度避免细菌侵蚀。窝沟封闭剂是一种新型的口腔医用高分子材料。将它涂布于牙面的窝沟处，固化后形成一个屏障，能有效地封闭窝沟，隔绝口腔环境中的致龋因素对牙齿的侵害，从而防止龋病的发生。窝沟封闭剂主要有自凝固化型（涂布后，在1～2分钟内，经催化剂的作用材料聚合固化）和可见光固化型（通过一定波长的光照射30秒，即可固化）两种，它们的防龋效果差别不大。

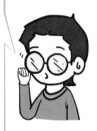

窝沟封闭剂

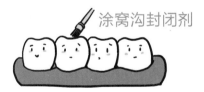

涂窝沟封闭剂

什么时间可以去做窝沟封闭呢？这个过程痛不痛呀，小孩子最怕痛啦。

六龄齿完全萌出时（一般为6～7岁），就应该去做窝沟封闭了。别担心，这个过程一点也不疼。但是过程中需要孩子配合，否则很难达到预期效果。

这是为什么？

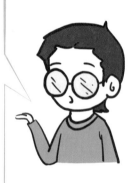

影响防龋效果的因素，主要取决于窝沟封闭剂的保留率，保留率越高，则防龋效果就越好。而窝沟封闭剂保留率的高低，主要看操作过程中每一步骤是否都达到了要求。特别是彻底清洁牙面，酸蚀牙齿后的冲洗、干燥，一定要防止处理后的牙面被唾液再污染，这是最关键的一步。此时要求孩子张着嘴巴，舌头不动，不让唾液再污染处理好的牙面，再加上医务人员的精心操作，才可以获得成功。否则效果会大打折扣，甚至形成间隙或造成脱落，诱发龋坏。

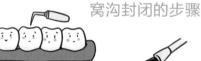

窝沟封闭的步骤

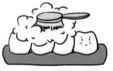

1. 清洗

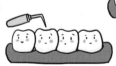

3. 干燥和涂封闭剂

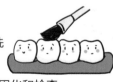

2. 酸蚀和冲洗

4. 固化和检查

请宝妈们注意，下面这些情况是不需要做窝沟封闭的。

ⓐ 牙齿表面无明显窝沟

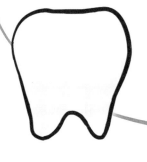

ⓑ 牙齿已经龋坏

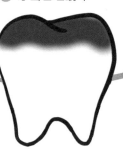

ⓒ 年龄超过 4 岁，牙齿虽有窝沟但是牙釉质坚硬

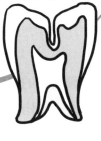

不适合做窝沟封闭的情况该怎么办呢？好危险。

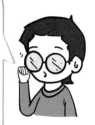

别担心，咱们还有六龄齿防御战的第二种武器——氟防龋材料。孩子的乳牙全部萌出后，家长可以每隔半年带孩子去做一次全口牙齿涂氟，可以有效坚固牙齿、预防龋齿。氟化物可增加牙釉质的抗酸能力，具有防龋功能，还可以用于治疗牙本质过敏。需要注意的是，对氟过敏者慎用。

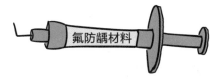

如用酸化了的氟化钠和一价磷酸钠组成的胶体，以磷酸将pH调至4～5之间，将此胶体涂于牙面上约4分钟。然后冲洗干净即可。氟化物涂层可以渗入窝沟和发育裂隙，向该处长期提供氟化物并封闭此窝沟，可作为预防咬合面龋齿的手段。

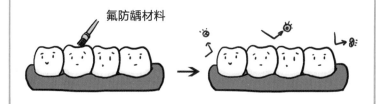

氟防龋材料

嗯嗯，这就太好了，终于可以高枕无忧啦！

这个观点可不对，虽然窝沟封闭剂很好用，但是它只能保护六龄齿的咬合面。涂氟也只能起到一定的预防作用，最重要的防御武器依然是——好好刷牙，预防龋齿。宝妈们千万不要怕麻烦，一定要亲力亲为帮年幼的宝宝们被动刷牙。

如何选择牙刷

1. 成人牙刷不适合年幼的孩子，儿童使用的牙刷刷毛要软，刷头要小，这样才能比较容易地接触到宝宝所有的牙齿，包括最里面的牙齿。

2. 刷面平坦，并且刷毛的顶端是圆体形的，这样才不会刮伤宝宝的牙龈。

3. 当牙刷出现磨损，比如说刷毛散开时，就要更换牙刷。无论如何，至少每 3 ~ 4 个月要换一支牙刷。如果宝宝生病了，在病愈后一定要换牙刷，因为旧的牙刷上可能藏有细菌。

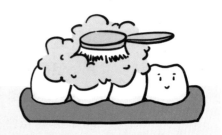

如何正确刷牙

刷牙的时候要包括 3 个牙面：内侧面、外侧面以及水平的咀嚼面。要特别注意清洁后磨牙（舌侧面）和上磨牙（颊侧面）。

1. 先刷上下排牙齿的外侧面，把牙刷斜放在牙龈边缘的位置，以两至三颗牙为一组，用适中力度上下来回移动牙刷。

2. 刷上下牙齿外侧时，要将横刷、竖刷结合起来，旋转画着圈刷，即上牙画"M"形，下牙画"W"形。

3. 然后再刷牙的内侧，重复以上动作。

4. 刷牙齿内侧的时候，牙刷要直立放置，用适中的力度从牙龈刷向牙冠，下方牙齿同理。

5. 最后把牙刷放在咀嚼面上前后移动。

另外，刷牙还必须坚持"三三制"，即每天刷 3 次，特别要注重晚上睡前的那一次；牙齿的 3 个面（颊、舌、咬合面）都要刷到；每次刷牙要认真、仔细地刷 3 分钟。

我外甥特别讨厌刷牙，怎么能让他好好刷牙呢？

我再教你几招，可以传授给你姐。

1. "武装"到牙

让宝宝挑选刷牙用具，比如米老鼠的牙刷、唐老鸭的水杯、蘑菇形的牙膏，从此刷牙变游戏。

2. 转移目标

宝宝刷牙时可以转移他的注意力，比如播放他喜爱的动画片。

3. 互帮互助

和宝宝互相帮忙，一起刷牙。

4. 你刷刷、我刷刷

给宝宝做好示范。

最重要的防御武器是——好好刷牙，预防龋齿。

这次学到了3种防御战攻略，谢谢小械，下次继续向你请教。

6

玻尿酸，美丽背后的风险

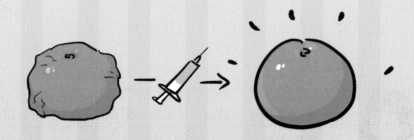

小械，我听到好多人一说到微整形，都会提到玻尿酸，这个玻尿酸到底是什么东西啊？

你算是问对人了。玻尿酸属于植入人体的第三类医疗器械，也就是最高风险的医疗器械，可不是日常随便用的。我来给你普及一下吧！玻尿酸的学名其实是透明质酸（Hyaluronic acid，HA），是一种细胞外基质成分，广泛分布在人和动物体内的真皮、晶状体、关节软骨等组织中。

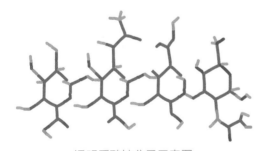

透明质酸钠分子示意图

这个透明质酸钠跟微整形有什么关系呢？

透明质酸钠被作为组织填充剂注射至面部真皮或皮下组织内，可以起到支撑填充的作用，从而达到纠正皱纹的目的。

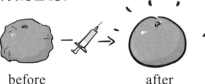

before　　　　　　after

听说打玻尿酸有的维持时间长，有的维持时间短，有什么区别？

透明质酸钠注入人体后会被分解，为了延长透明质酸钠本身的降解时间，往往会用化学交联的方式使透明质酸分子链相互交联形成结构更稳定的网状结构。分解时间的长短跟透明质酸钠的化学交联程度、颗粒大小以及注射的量、注射部位、个体之间的差异都有一定关系。

未交联　　　　　较低程度交联　　　　较高程度交联

透明质酸钠分子化学交联示意图

那是不是维持时间越长越好呢？

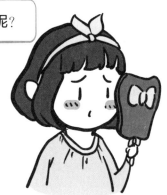

这可不一定！维持时间长的话可能减少再次注射的麻烦，但是作为外来植入物质，存在的时间越长，远期的风险也就越大。所以，并不一定维持时间越长就越好。不过，交联程度越高、微粒尺寸越大的产品，往往硬度更大，相应地注射层次也会更深。

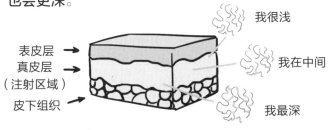

表皮层 →
真皮层 →
（注射区域）
皮下组织 →

我很浅

我在中间

我最深

透明质酸钠颗粒大小与注射层次关系

原来是这样，我明白啦。

小械你看，我在网上查到了不少注射玻尿酸后毁容的案例，注射玻尿酸的副反应真的那么可怕吗？

是的，求美有风险，注射须谨慎呀！注射透明质酸钠可能出现的不良反应有过敏、面部瘙痒、红肿、疼痛、瘀青、感染、瘢痕形成、硬结、局部皮肤坏死等，如果注射不当，透明质酸钠进入了血管，又得不到及时处理，甚至能引起组织坏死、终生失明、脑梗等重大并发症！所以，注射前一定要认真关注产品说明书上的适用范围、用量、禁忌证、副作用等警示信息。一定要在具有美容整形资质的医疗机构，由具有专业资质的医师注射才行。

真可怕，我看到有的美容院都在偷偷宣传呢，小报上的广告也是铺天盖地，看来真的要当心了！

目前广告宣传混乱，玻尿酸并不是全脸各部位都能注射的，应注意阅读说明书，搞清楚该产品的适用范围。市场上还有不少假货，有的非法商家甚至用奥美定等有毒有害物质冒充玻尿酸，求美者在美容院、理发店甚至美甲店接受注射后面部溃烂、毁容的情况比比皆是，所以一定要对各种网购、微商、海淘等非法来历、成分不明的产品说不！

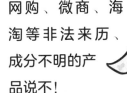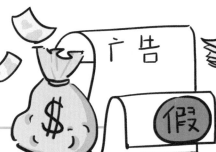

小械，快教教我如何辨别产品的真假吧！

产品包装盒上都有标明产品在我国上市的注册证号，可以在国家药监局官网医疗器械查询一栏进行核实。如果要做透明质酸钠注射整形，合法的医疗机构、有相应专业资质且经验丰富的医师和合法上市的透明质酸钠产品，缺一不可啊！

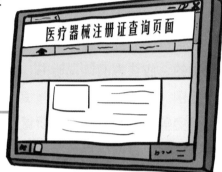

 谢谢小械！对于玻尿酸的注射，我一定会谨慎考虑的！

7

光子嫩肤知多少

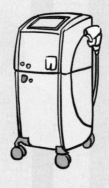

小械，我家楼下新开了一家美容院，可以免费体验光子嫩肤，很让人心动呢！我想请教一下，做光子嫩肤有什么注意事项吗？

首先我要强调一下，强脉冲光（俗称光子嫩肤）还有激光类的美容产品在我国都作为医疗器械监管，因其具备一定的风险和操作难度，一定要去正规医疗机构接受治疗，由专业医务人员操作，千万不能随便在美容院甚至家中使用。
可不要贪图小便宜，因小失大哟！

温馨提示：医疗机构执业许可证可以在中华人民共和国国家卫生健康委员会网站上查询。

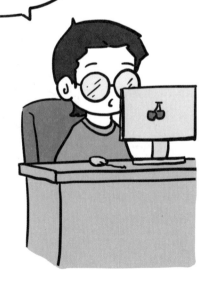

强脉冲光（IPL），也就是人们常说的光子嫩肤，如果使用不当，轻则导致局部皮肤永久性色素减退、色素沉着，重则产生灼伤水疱、增生性瘢痕。治疗前，医生都会仔细询问病史，排除禁忌证。

至于为什么要谨慎使用强脉冲光产品呢？我们得先介绍一下"光子嫩肤"的原理。

光子嫩肤这个说法其实是个俗称，要介绍光子嫩肤，我们可以把它拆成两部分，"光子"和"嫩肤"。我们先来介绍一下"光子"。

之所以叫"光子"，是因为光具有波粒二象性——既可以说是光波，也可以说是光子。"光子嫩肤"使用的是强脉冲光（IPL），可以把它看成一个能发强光的灯泡发出的光。

激光是单一波长，而强脉冲光是一段宽光谱（波段）。IPL利用滤光片或镀膜滤去波长较短的光，得到最终我们想要的光谱。例如，560治疗头滤除了波长短于560nm的波段，保留了波长大于560nm的光谱。

至于"嫩肤"，这个表述很主观，大概反映了人们对美好生活的向往吧！

利用强脉冲光进行正规治疗，实际上主要起到收缩毛细血管、减少色素沉着、减轻皱纹、减少毛发的效果。IPL 治疗的理论基础是选择性光热作用原理。由于是宽光谱，IPL 可覆盖多种靶色基，如黑色素、氧合血红蛋白、水等多个吸收峰。

（1）色素性增生性病变

在治疗色素性病变时，黑色素可选择吸收 IPL 光谱，产生非选择性热凝固。凝固组织被吞噬细胞排出体外。

（2）血管增生性病变

血管内流动的血液，即血红蛋白具有颜色。特定波段的 IPL 可以被血红蛋白强吸收，当温度升高达到一定程度，就造成血管内皮与管壁蛋白收缩、变性、凝固甚至坏死，血管腔闭锁，并逐渐被纤维组织替代，最终实现消除病变血管的目的。

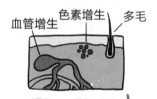
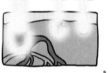
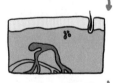
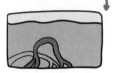

恢复正常

（3）毛增多症和多毛症

黄种人毛囊含有色素，多呈黑色。采用具有一定穿透深度，能够对黑色素具有良好吸收能力的波长的强脉冲光，使经过光辐照的毛球、毛干大量吸收光能量，经能量转化产生热量，并通过毛发内蛋白传导到毛球末端，使整个毛发受热，蛋白与细胞产生凝固性坏死，最终因生长细胞的坏死造成整个毛发的脱落。

哇，好厉害，那网上卖的那些小型美容产品可以达到这些效果吗？

现在部分市售的小型手持式产品大肆宣称其原理与强脉冲光相似，但实际上可能并不能达到预期效果。比如有的手持脱毛仪，宣传称其能量低、使用安全，但如果用错了能量和波段，不仅不能脱毛，反而会刺激毛发生长。我们一般不了解剂量、光谱、光辐射这些专业知识，一旦使用不当发生不良反应，得不到及时处理，后果可能很严重。目前小型手持式产品虽然当作普通商品在网上或化妆品柜台销售，但国家药监局已经正式发文，这些产品应当作为Ⅱ类医疗器械管理。

强脉冲光治疗后应遵医嘱，注意术后护理。

IPL 是一种强光，直接或间接观看，都有可能对眼睛造成不适甚至损伤。操作时，如果强光照射在反光物上发生反射或散射，可能伤及周围人的眼睛和皮肤。因而临床正规使用时，医生会带护目镜，患

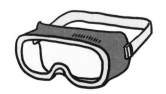

护目镜

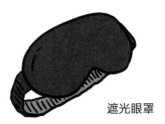

遮光眼罩

者需带遮光眼罩。医生会针对不同患者的具体情况，选择适当的光谱和剂量。一旦出现不良反应或并发症，也能及时妥当处理。

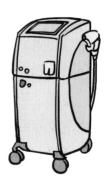

强脉冲光治疗仪

我明白了，原来"光子嫩肤"里有这么多知识，谢谢小械！以后要多向你请教！

8

激光脱毛的那些事

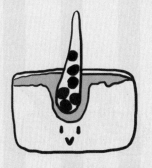

医生，今天我想来试一试激光脱毛。前几天我在家试用了脱毛膏，感觉效果不太好。

那今天肯定不能做激光脱毛了，要等1个月后再来。

 啊？为什么呀？

现在做的话脱毛效果不佳，最好等到你之前脱毛的部位毛发重新长出来，再进行激光治疗。

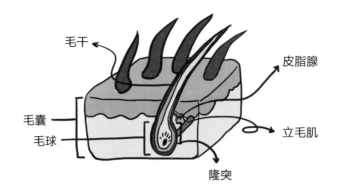

激光脱毛的原理

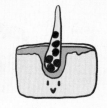

毛囊和毛干中有丰富的黑色素。

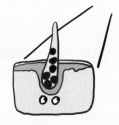

在特定波长激光的作用下，以黑色素为靶色基，毛干中的黑色素在吸收了光能后转化为热能，使其温度急剧升高。

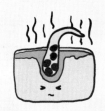

在适当的脉宽与毛囊组织的热损伤时间相适配的条件下，热能通过毛干内蛋白传导至毛囊隆突部位和毛根部，导致毛囊干细胞或者毛乳头生发部位发生不可逆地损伤。

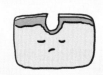

从而有效破坏毛囊组织，使毛发再生减少、再生延迟及再生毛发变细变浅。

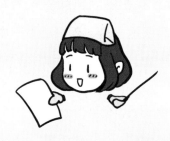

激光脱毛是不是做一次就可以了？

不是的。一次激光治疗只能去除很少一部分毛发，治疗区域大多数毛发将有可能重新生长，需要进行多次治疗。

啊？那是不是说明治疗效果不好呀？

各部位的毛发并非同时生长和脱落，毛发是具有生长周期的，包括3个阶段：生长期、退行期和休止期。

生长期的毛发主要以连续生长为特征，毛母质细胞快速分裂，毛囊和毛干中含有丰富的黑色素，因此对激光极其敏感。

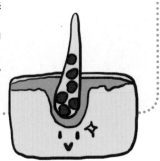

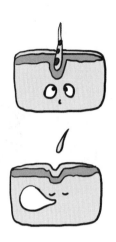

退行期的毛发生长速度减缓，毛母质退化，毛乳头萎缩。

休止期的毛发完全停止生长，毛囊与毛乳头分离，毛发脱落。

在退行期和休止期毛囊退化，毛发含黑色素很少，因此对激光治疗不敏感，只有等这些毛发转入生长期后激光对其才能起作用。

而不同部位的毛发，处于生长期的毛发所占比例完全不同，比如头发为80%左右，而四肢只有20%左右，激光脱毛每次只能去除20%～30%的毛发。

所以，激光去除毛发需要多次治疗（一般3～6次）才能看到效果。

要做3～6次呀！那要多久才能达到明显效果呢？

3～6个月吧。

治疗次数会根据不同部位的毛发生长周期进行调整。如果脱毛部位的毛发具有较短的静止期，那么治疗间隔可缩短，反之治疗间隔则会拉长。

激光治疗的间隔时间建议为1～2个月。一般会根据部位及治疗后的反应来确定，只要毛发再生达到2～3mm，就可以进行下次治疗了。

治疗过程中会不会很疼呀？我很怕疼的。

这与脱毛的部位、脱毛激光的种类以及个体对疼痛的耐受程度有关。疼痛基本上是都可以耐受的，对于特殊部位，可以在外敷麻药后进行激光治疗。治疗过程中受术者基本不会感到疼痛，或有不同程度的刺痛感。治疗区的皮肤可能会立即出现红斑和毛囊性丘疹，通常在数小时内自行消失。

做完激光治疗后有什么需要特别注意的吗？需不需要防晒呢？

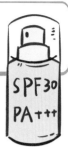

治疗后可冰袋冷敷治疗区皮肤30分钟，治疗当天尽量不用热水清洗。

激光治疗后，为了更好地避免色素沉着的发生，特别是暴露部位，要做好日常防晒。

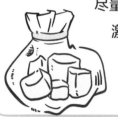

谢谢医生！

9

"打呼噜星人"应该了解的睡眠呼吸机

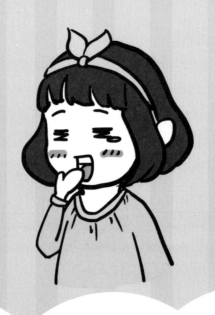

昨晚我老公打呼噜太吵了，我完全睡不着。后半夜我把他轰去客厅睡沙发了。我才好好睡了两个小时，现在都成熊猫眼了！

快给你老公做个睡眠筛查吧。看看是不是得了睡眠呼吸暂停低通气综合征，就是戴这样一个腕表，不止在医院，在家都能测。

 看起来检测挺方便的，但这是什么病啊，名字好长，都记不住。

这个病也叫作鼾症，打鼾的病，严谨地说打呼噜不是病，但是出现了张口呼吸、频繁呼吸停止就要小心了。因为你可能会出现睡眠中反复憋醒、晨起头痛、血压升高；夜间心绞痛、心律紊乱；睡觉不解乏、白天困倦、嗜睡；记忆力减退、反应迟钝、工作能力降低等诸多问题，必须尽快就医！

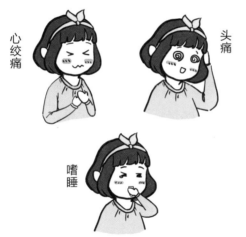

心绞痛

头痛

嗜睡

我老公只是白天犯困的话没事儿吧？

如果是白天总犯困，其实已经受到很大影响了。你知道全国有多少交通事故是睡眠障碍造成的吗？赶紧带他去医院做个睡眠筛查吧！

这个病要怎么治疗啊？

有几种方法，戒烟、戒酒，减肥，控制睡姿，戴呼吸机治疗。

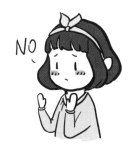

还要戴呼吸机？！你别吓唬我了，呼吸机不是病危的人才戴吗？

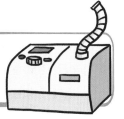

才不是呢。不是你想的那样，家用睡眠呼吸机是目前鼾症患者最有效的治疗方法。戴上就不打呼噜了，睡觉戴，睡醒摘，精神一整天。

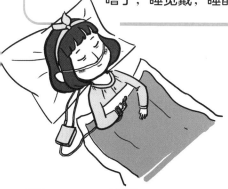

我老公为什么会打呼噜呢？

打呼噜的原因有很多种，比如先天性的上呼吸道狭窄、过度肥胖、软腭低垂等，这些原因都会造成夜间的气道塌陷，造成通气不足甚至呼吸暂停，这种情况下夜间吸入空气总量不足，出现夜间低氧血症，甚至高碳酸血症，那就相当危险了。久而久之会引发高血压、糖尿病、冠心病等疾病。

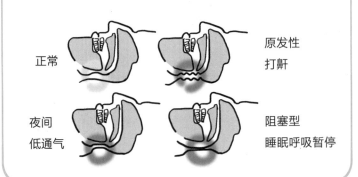

正常

原发性
打鼾

夜间
低通气

阻塞型
睡眠呼吸暂停

 打呼噜居然有这么严重的后果啊！可是就算戴了呼吸机，怎么知道有没有用呢？有没有什么简单的方法看效果呢？

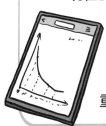

现在的家用睡眠呼吸机智能程度已经很高了，患者和医生都可以从手机上通过云端看到每一次呼吸的情况和一段时期的统计数据。AHI是判断病情严重程度的重要指标。

AHI

睡眠呼吸暂停指数，指的是平均每小时出现呼吸暂停（简单说就是超过 10 秒几乎没有呼吸）和低通气（超过 10 秒呼吸微弱）的次数之和。AHI 在 5~15 之间为轻度鼾症，15~30 之间为中度鼾症，超过 30 即为重度鼾症。

好困啊

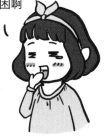

AHI 为 5~15：
轻度鼾症

AHI 为 15~30：
中度鼾症

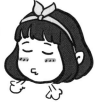

AHI 超过 30：
重度鼾症

那真是太好了，我赶紧让我老公去做筛查，只要确诊，一定要戴呼吸机抓紧治疗，毕竟身体是自己的。

打呼噜对人体各个器官都有潜在危害。由于患者睡觉时频繁出现呼吸暂停，直接导致人体缺氧，机体得不到充足的氧气，很难进入熟睡状态，正常的休息无法得到保证。由于机体长时间缺氧，血氧饱和度下降，二氧化碳在体内大量蓄积，可导致严重的低氧血症和高碳酸血症，长此以往，会对人体各个生理系统产生不同程度的危害，严重时甚至会危及生命。

10

聊聊检测报告里的肿瘤标志物

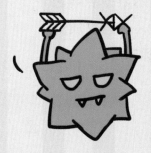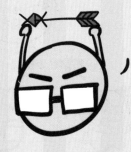

小械，我生病去医院检查，检测项目里CEA比正常值高了一点，我上网一查，发现CEA是好多癌症的肿瘤标志物。什么是肿瘤标志物？我是不是患上癌症了？好慌……

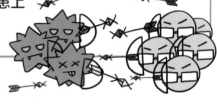

先别着急，我们先搞清楚肿瘤标志物到底是什么。肿瘤标志物是指在肿瘤发生和增殖的过程中，由肿瘤细胞合成、释放或者是机体对肿瘤细胞反应而产生的一类物质。它们在体液中的浓度持续异常升高在一定程度上能提示某些肿瘤的存在，这些物质就叫肿瘤标志物。

肿瘤标志物

我有 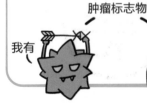 我也有

浓度升高提示肿瘤的存在？！那我就是……真的患上癌症了吧……

我还没说完呢。虽然有提示作用，但是，肿瘤标志物异常并不等于癌症！因为这些肿瘤标志物并非只有肿瘤才能产生，正常的机体以及某些正常的细胞，或者处于某些病理状态下的正常细胞也可以产生，所以绝大多数肿瘤标志物既存在于肿瘤患者体内，也存在于非肿瘤患者和正常人体内。由于正常被检者的个体差异，其他良性疾病、服用某些药物甚至正常的生理状况也会出现肿瘤标志物升高的情况；不同的肿瘤患者对特定肿瘤标志物敏感性也有很大差别，并不是所有的肿瘤患者都会升高。

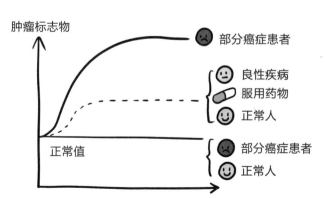

好像还有点不明白，能不能举个例子？

以你的检测报告为例，癌胚抗原（CEA）虽然名字里有个"癌"字，但它其实是胚胎时胃肠道、肝、胰腺合成的一种蛋白质，成年人胃肠道也有少量合成。

 在人体正常情况下，CEA经胃肠道代谢，血清中只有微量存在。

 而患有肿瘤时，肿瘤细胞CEA分泌量增加，进入血液和淋巴循环的量也大大增加，正是这种异常升高提示了肿瘤的存在。但是一些胃炎等慢性炎症患者甚至吸烟人群体内，CEA也会有不同程度的升高。

 另外，在胃癌、胰腺癌、肺癌、卵巢癌和宫颈癌中,随肿瘤的分期不同，只有部分病例的CEA浓度上升，也就是说还有一部分肿瘤患者的CEA浓度没有明显变化。

嗯，也就是说不是只看肿瘤标志物报告就能确定是不是患上了癌症。

是的。其实理想的肿瘤标志物应该做到完美区分良恶性疾病，既能检出所有真正的肿瘤患者，不漏诊，又能排除所有非肿瘤患者，不误诊。但是因为肿瘤标志物本身的复杂性以及肿瘤发生发展机制尚不清晰，目前已有的肿瘤标志物并不能完全满足上述要求。

传统肿瘤标志物的临床诊断意义在于：同时多个肿瘤标志物强阳性，和/或肿瘤标志物阳性且长时间持续增高，可高度怀疑肿瘤。当然，只是高度怀疑，确诊仍然需要临床进一步检查，尤其是影像学、细胞学、病理学的诊断。因此，对恶性肿瘤患者的临床诊治中，医生应结合患者的临床症状、其他实验室检测以及治疗情况等综合考虑，才能得出客观真实的结论。

我们期待在不远的将来，新一代的肿瘤标志物能达到不漏诊、不误诊，更准确地用于癌症的早防早治。

不漏诊　　不误诊

现在说起癌症我都要抖三抖，平时我经常去医院测一下肿瘤标志物是不是更有利于癌症的早发现、早治疗啊！

这个问题非常重要，下面要画重点了！现在没有足够的证据表明已发现的肿瘤标志物可用于普通人群的肿瘤筛查，也不能作为早期诊断或确诊的依据，它只是一种辅助诊断的工具，而且大部分现有肿瘤标志物无法有效发现癌症早期，只能辅助诊断中晚期癌。

另外，有些"一滴血测肿瘤"的商业化检测存在夸大宣传的嫌疑。目前，很少有标志物能达到如此灵敏特异地发现早期肿瘤，其宣称的准确性和临床意义也尚未被验证和确认，而且这也是一种不科学的说法。临床肿瘤诊断均以病理学诊断或临床综合诊断为准，没有任何一个临床医师能以实验室检测，尤其是单一的实验室检测结果作为肿瘤诊断的主要依据。因此，盲目进行相关检测，不光对病情没有帮助，还会造成患者不必要的恐慌。

目前，肿瘤标志物主要的临床应用是用于恶性肿瘤患者病情的动态监测以及治疗前后的疗效监测和预后判断。经过有效的治疗后，肿瘤标志物浓度会根据病情变化出现相应的浓度变化。

　　所以一般情况下，需要医生综合考虑患者情况，结合已上市检测试剂的预期用途来判断是否进行肿瘤标志物的检测，这点很重要哦！

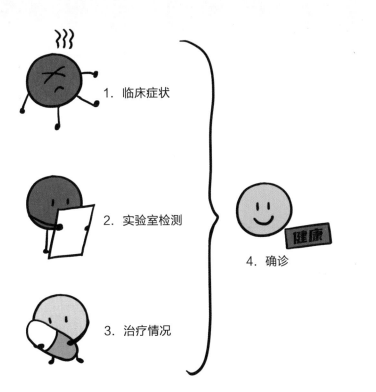

1. 临床症状

2. 实验室检测

3. 治疗情况

4. 确诊

健康

哦，明白了。肿瘤标志物的检测不是人人都要做的，出现了相关的症状医生才会要求检测，检测报告里的肿瘤标志物只是一个参考指标，即使出现异常也需要医生的专业判断。

对啦！肿瘤标志物检测应该是临床医生对恶性肿瘤患者诊疗的一项重要参考依据，但是我们看到检测报告上有相关指标时别慌，要先挂个号耐心等待医生的解读。

A. 骨折　　　　B. 鼻炎　　　　C. 健康　　　　D. 胃痛 ✓

11

新冠病毒阻击战之核酸检测试剂盒

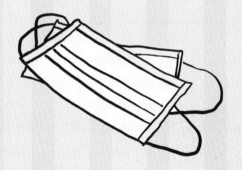

小械，新型冠状病毒肺炎（简称新冠肺炎）疫情爆发后，2020年1月下旬国家药监局已经应急审批了一批新型冠状病毒（简称新冠病毒）检测产品上市，这些产品分别是什么呢？

这些产品中有核酸检测试剂盒，还有基因测序相关产品。

 目前大多用的是核酸检测试剂盒，基因测序的相关产品有什么不同呢？

这两类产品各有优势，适用的情况不同。

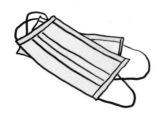

常规核酸检测法和基因测序法

	检测速度	准确度	配套仪器的普及程度	适用情况	特殊技能
常规核酸检测法	较快	高，但小于100%	普及率较高	大范围快速筛查	/
基因测序法	较慢	优于核酸检测法	普及率较低	小范围验证确认	全序列测定，与数据库进行比对，监测病毒是否变异

我明白了，这叫各有千秋，都可以为疫情的防控作出贡献！小械，那不同的核酸检测试剂盒各自有什么特点呢？

这些核酸检测试剂盒的原理基本相同，均是采用了RNA逆转录反应和PCR技术。

RNA逆转录？PCR？不懂……

大家都知道新冠病毒的基因是RNA，RNA很小，很难检测到，于是就用这两种技术抓住其独有的基因片段，然后大量复制，这样就可以轻松地检测到它们了。

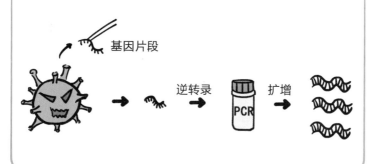

就是说依靠病毒独有的基因片段来区别它与其他病毒吗？怎么证明呢？

是的。试剂盒本身的设计就是针对新冠病毒独有的基因片段，然后又做了特异性验证。

特异性验证？

特异性验证，就是用这些试剂盒去检测其他相似的病毒如SARS、流感病毒等，检测结果均是阴性，只有当检测新冠病毒时才会显示阳性。这就确保了试剂盒的特异性和针对性，从而不会误诊。

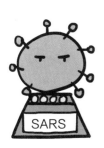

SARS

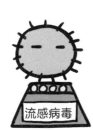

流感病毒

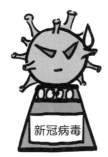

新冠病毒

其他

大概明白了。我看这些试剂盒检测的样本不一样，有什么区别吗？

总的来说，这些试剂盒的样本类型有4种：咽拭子、鼻咽拭子、痰液和肺泡灌洗液。

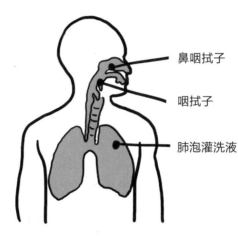

鼻咽拭子

咽拭子

肺泡灌洗液

 取不同部位的样本会影响检测结果吗？

一般来说，痰液和肺泡灌洗液比鼻咽拭子和咽拭子更容易检出。有患者三次咽拭子检测结果都是阴性，就是肺泡灌洗液检出阳性后最终确诊的。

 听说粪便也可以检出核酸阳性，这又是怎么回事呢？

确实有粪便检出核酸阳性的病例，但仍需结合其他临床指征才能确诊。目前，我们对新冠病毒的了解还很少，无法准确预测还有哪些样本可以检出，这需要大量的临床证据来验证。在疫情发生的情况下，可做的评价是相对完善的，但不是最充分的。

我理解，突发紧急情况下，这已经是最好的选择了。疫情过后，会要求这些已批准的应急产品完善吗?

这是肯定的。这些产品都是应急特批的，注册证有效期只有一年，一年后延续注册时，会对产品做综合评价。同时也希望在临床使用过程中，对于可能产生的问题及时反馈企业，企业也可以尽快对产品进行改进，以适应临床需要。

我明白了，在临床上使用产品，然后反馈问题、改进产品，再更好地服务临床。

是的，疫情面前，需要大家齐心协力，共同度过。

小械，有人说核酸检测试剂盒存在漏检的情况，这是真的吗？

漏检发生的原因有很多。

第一，我们对新冠病毒的认识不足，感染过程、疾病进展目前都不清楚。这就可能导致采样时间不合适，从而出现漏检的情况。

第二，每个人的免疫力不同，同样都感染了病毒，但有的人身体好，能快速清除病毒，体内病毒量少，自然不易检出。

第三，试剂盒有自身的灵敏度限制，也就是说当样本中的病毒量少到一定程度，试剂盒是检测不出来的。这是核酸检测技术自身的限制。

另外，样本采集是否规范、转运保存是否恰当等因素都会影响试剂盒的阳性检出率。

总的来说，存在漏检不能单纯的说是核酸检测试剂盒的原因，而是综合因素导致的。因此，试剂盒检测结果仅供临床参考，不得作为临床诊断的唯一标准。建议结合患者临床表现和其他实验室检测结果对病情进行综合分析。

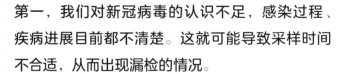

小械，我还听说有的企业吹嘘自己的产品半个小时就可以出检测结果，这是真的吗？

目前我们批准的TaqMan荧光探针PCR核酸检测的方法学本身就限制了检测时间，单PCR过程就需要90分钟。而且样本越多，需要的时间越多。目前社会上声称极短时间内能检测出病毒的，都没有经过批准，还需要经过药监部门的审评确认。

哦，明白了，看来很多人讲话不科学，是夸大宣传呢。

越是特殊时期，我们每个人越要保持冷静，不信谣不传谣！

有人说应该用CT检查代替核酸检测来诊断新冠肺炎，你怎么看？

这两者不是相互取代的关系。实验室结果要结合临床病史、影像学表现综合分析，这也是诊断任何一种疾病都必须的。

谢谢小械！防控疫情是第一位的，所有人都应团结一致。我们个人也不应过度恐慌，对谣言要有一定的辨识力！为那些在前线奋战以及背后默默付出的人们加油！

12

新冠病毒阻击战之
抗体检测试剂盒

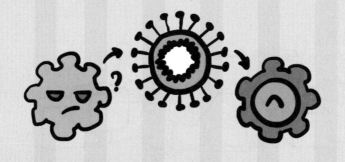

国家药监局已应急审批了一批新冠病毒抗体检测试剂盒，丰富了检测方法和被测物。

为什么要检测抗体呢？

病毒感染人体后，身体的免疫系统会自动反应，产生相应的特异性抗体抵抗病毒。如果能检测出特异性抗体，就提示机体可能受到了新冠病毒感染。

原来如此！那抗体什么时候会出现呢？

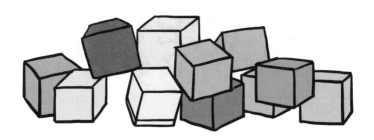

理论上说，IgM抗体产生较早，但消失也快；IgG抗体在IgM抗体产生后出现，维持时间更长。目前，对新冠病毒抗体的产生规律缺乏系统研究，具体产生时间还不清楚。

 抗体那么小，怎么能发现它呢？

抗体是可以与病毒特异性结合的。若想"抓到"抗体，就需要新冠病毒来当诱饵。

 病毒充当诱饵？

是的。新冠病毒身上有很多蛋白（抗原），是抗体瞄准的靶点，运用蛋白质工程学，我们可以人工合成这些抗原，从而在体外进行抗原抗体的结合反应。一旦发生结合反应，便可以通过不同的信号检测出来了。

人工合成抗原

与你"械"逅，走近身边的医疗器械

原来不是用真的病毒啊。吓我一跳。那"信号"到底指的是什么呢？

使用不同的方法学，"信号"不同，判读方式也不同。

不同的方法学？

目前已批准的抗体检测试剂盒的方法学有胶体金法和磁微粒化学发光法。

胶体金法检测试剂盒和磁微粒化学发光法检测试剂盒

	胶体金法	磁微粒化学发光法
"显色"方法	胶体金标记，形成肉眼可见条带	化学发光法检测光信号
判读方式	目测或仪器判读	仪器判读

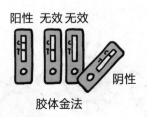

胶体金法

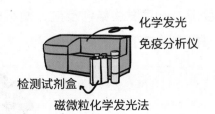

磁微粒化学发光法

88

方法学不同，是否意味着检测时间也不同呢？

 是的。胶体金法一般15分钟左右可以出结果，磁微粒化学发光法需要配全自动化学发光仪使用，一般半小时左右出结果。

 是不是检测时间越短越好呢？

 胶体金法检测时间比较短，但因为技术限制，灵敏度不如化学发光法。可以说两种方法各有优势。

 看问题还是得从多角度啊。那新冠病毒抗体检测试剂有什么特点呢？

新冠病毒抗体检测试剂有其自身优势：一是适用于血液样本，采样均一。二是被测物为抗体，较病毒核酸RNA更稳定。三是操作便捷，检测迅速。但是，抗体检测试剂也有其局限性。根据免疫应答的一般规律，抗体的产生和消失是一个动态过程。

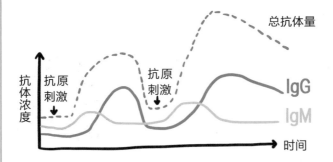

若是采样时间过早，抗体还未产生或者产生量少，便会造成所谓的"漏检"。另外，试剂的灵敏度和特异性也可能影响检测结果。

抗体检测试剂也需要看灵敏度和特异性吗？

是的。灵敏度就好比放大镜的倍数，倍数高的话，即使样本中的抗体很少，也能检测到。特异性是指检测试剂能不能发现特定的目标，而不会"抓错"。我们建议检测新冠病毒抗体时，对IgM和IgG抗体进行联合检测，可有助于提高阳性检出率。

小械，说了这么久，快讲讲新冠病毒抗体检测试剂盒的预期用途吧。

基于其局限性，目前批准的新冠病毒抗体检测试剂盒的预期用途是：仅用作对新冠病毒核酸检测阴性疑似病例的补充检测指标，或疑似病例诊断中与核酸检测协同使用，不能作为新冠病毒感染的肺炎确诊和排除的依据。

核酸检测试剂是从病原学角度直接证明人体是否受到病毒感染，抗体检测试剂则是从血清学角度侧面佐证。

两者相结合，再加上临床指征，可以更全面地反映感染人群的真实状态，也更有利于我们采取相应的措施。

明白了。小械，现在疫情逐步好转，你接下来打算做什么呢？

继续做科普啊！

13

火眼金睛 CT 机

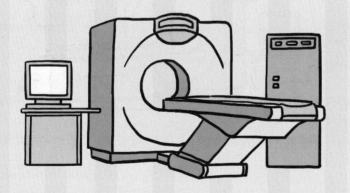

小械，新冠肺炎疫情期间常听到"CT检查"这个词，CT是什么呀？

CT（Computer Tomography）全称是"X射线计算机体层摄影系统"，可通过肺部影像学手段帮助医生发现新冠肺炎患者。

它利用X射线束对人体某部位一定厚度的层面进行扫描，由探测器接收透过该层面的X射线，经过计算机处理后可以获得检查部位横断面、矢状面、冠状面及3D图像。

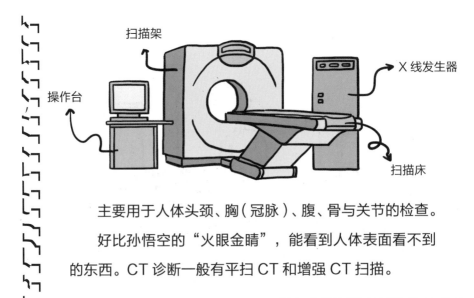

主要用于人体头颈、胸（冠脉）、腹、骨与关节的检查。

好比孙悟空的"火眼金睛"，能看到人体表面看不到的东西。CT诊断一般有平扫CT和增强CT扫描。

哦，原来如此！CT与平常听到的X射线、磁共振检查有什么区别呢？

传统X线平片的影像是重叠的，而CT是断层图像，解剖结构之间不重叠，密度空间分辨力高，可直接显示X射线检查无法显示的器官和病变。

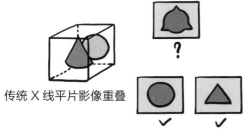

传统 X 线平片影像重叠

CT 是断层图像，解剖结构之间不重叠

CT相对磁共振检查的优势在于对骨性病变、钙化性病变比较敏感。

慢性病变

钙化性病变

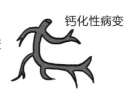

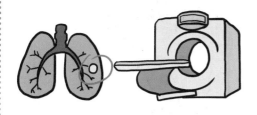

CT对呼吸系统病变的诊断优于磁共振检查。CT检查速度快、效率高，价格也相对较低。

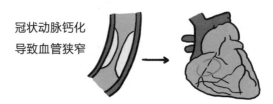

冠状动脉钙化
导致血管狭窄

CT的图像后处理功能强大，可重建出三维的图像。

哇，CT检查功能这么强大，我让我爸妈多去做几次！

不不不！做CT检查一定要注意辐射剂量的问题。

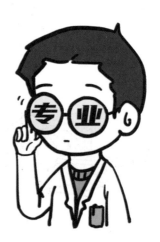

举个例子：乘坐飞机20小时的辐射剂量为0.1mSv，一次胸片检查的辐射剂量大约为0.2mSv，而一次CT扫描的辐射剂量则为2～10mSv。

国际放射委员会在2007年的建议书中，对于公众因任何工作和生活引起的辐射，建议的剂量限值为每年1mSv，而对于从事辐射工作人员为5年内平均每年20mSv，单年不超过50mSv。

所以，是否需要进行CT检查一定要遵医嘱。医生在申请CT检查时会权衡利弊。

有时候疾病在短期内快速进展（比如新冠肺炎），就需要多次复查CT，以便了解病情，才能做出正确的处理决定。

如果不是必需的，医生不会要求患者短期内进行过多的CT检查。

总之，在正规医院里，医生是考虑过辐射剂量与诊断需求的利弊后做出决定的，会选择对患者最有利的检查方法，通常不会超过安全阈值，CT检查的风险是可接受的。

幸好你提醒，快来讲讲检查人群还要注意什么吧！

检查人群要注意碘对比剂过敏。

严重肝、肾功能损害患者、重症甲状腺疾患（有甲亢危象可能），不能做增强扫描。儿童及孕妇使用 CT 检查需听从医生建议。

检查过程中要注意防护非检查部位的辐射敏感器官，如性腺、甲状腺、晶状体等；需按照医生指令做呼吸训练；别忘了取出高密度物体，如腰带等。

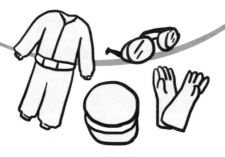

防护套装

 对了，目前新冠病毒在全球传播，能不能"借我借我一双慧眼吧，让我把这病毒看得清清楚楚，明明白白，真真切切"？

当然可以，CT检查可是这次疫情防控的一把利器。我国《新型冠状病毒感染的肺炎诊疗方案（试行第七版）》将具有新冠肺炎影像学特征作为疑似病例临床诊断标准。

它的优势在于可快速筛查疑似肺炎、确定临床诊断病例、进行肺炎肺内定量评价和基于密度分布范围进行疗效对比。

但一定要注意CT检查中的同影异病问题，要按照新冠诊断标准结合流行病学、临床表现和NCP核酸检测等综合分析确诊。

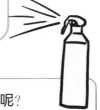

疫情期间做CT检查，会不会交叉感染呢?

建立防护措施避免交叉感染非常必要，比如设立新冠肺炎患者专用机房，检查等待区、检查通道采用隔室非接触操作，使用一次性铺单，设备清洁消毒、CT机房空气消毒等。

多措并举，一定能发挥好CT检查的作用！让我们共同战疫，共克时艰！

14

救命的呼吸机

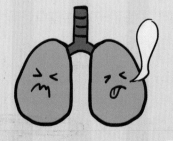

小械，听说呼吸机在新冠肺炎疫情阻击战中发挥了重要的作用，很多医院都急需增加配置呼吸机。

是的！呼吸机为新冠病毒肺炎导致呼吸衰竭的患者提供通气，而且一台呼吸机只能同时供一名患者使用，在抗击"非典"疫情战斗中也发挥了非常重要的作用。

快给我们科普下呼吸机吧！

呼吸机就像个电子打气筒，定时定量地把气体送入我们的肺部，让身体获得宝贵的氧气，并把代谢废物二氧化碳排出去。

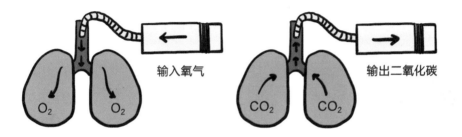

输入氧气　　输出二氧化碳

正常情况下，我们的肺会执行呼吸的功能，吸入氧气并排出二氧化碳。

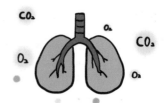

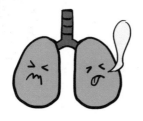

但当我们出现了呼吸衰竭时，肺就无力正常工作，这时就需要呼吸机来帮助我们进行呼吸了。

呼吸衰竭的患者都需要用呼吸机吗？

那倒不是，让我们从头说起。其实最简单的是氧疗。我们平时呼吸吸入空气中21%的氧气。当呼吸衰竭时，这些氧气就不够了，所以需要吸氧，比如吸入50%浓度的氧气。

嗯，那就能获得相当于平时2.5倍的氧气啦。

空气　　　医用氧气

对啊！如果疾病进一步加重，患者会大口喘气，普通氧疗不能提供足够的氧气时，就需要高流量氧疗。

O_2

O_2

O_2

O_2

空气　　医用氧气　　高流量氧疗

利用医院里面的氧源，并自带涡轮加压空气，可以给患者输送每分钟30升以上的气体，从而缓解呼吸窘迫的症状。

哦，这是不是用于轻症状患者的？

你说得非常正确。高流量氧疗最主要解决的还是氧气问题。患者仍要自己呼吸来排出二氧化碳。

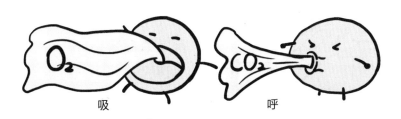

吸　　　　　　　　　　呼

假如病情严重到自己呼吸也不够力气了，就需要呼吸机来帮忙。

我们经常看到，医院里患者戴上面罩，机器就可以主动给患者吹气。这种呼吸机称为无创呼吸机。

 都是吹气，高流量氧疗和无创呼吸机是什么区别呢？

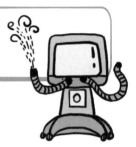

 高流量氧疗是机器控制恒定的流速，一直吹气。而无创呼吸机则是控制恒定的压力，在患者吸气的时候才送气，这样就大大节省了患者呼气的力气。

一般来说，一型呼吸衰竭首选高流量氧疗，二型呼吸衰竭首选无创呼吸机。如果两小时内没有改善甚至恶化，应进行气管插管有创通气。

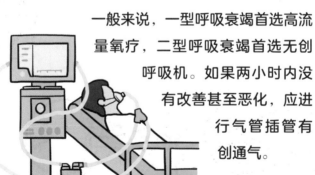

什么是有创呼吸机呢?

它和无创呼吸机的基本原理是一样的，最大的区别就是要给患者进行插管，将管子插到气管里。这样做患者会有些痛苦，但是效果更好，能够保证呼吸机送的气，通过气管插管全部到达肺里面。对于没有自主呼吸的患者来说，如果用高流量氧疗和无创呼吸机，很大一部分气体会出现漏气，达不到治疗效果。

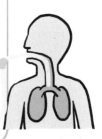

我明白为什么这次新冠肺炎治疗需要大量的呼吸机了。凡是肺炎，多少会给呼吸功能带来损害。

新冠病毒能快速激活人体免疫系统，炎症反应就特别严重，所以很容易出现急性呼吸窘迫综合征。

拍胸部X片或者CT检查时，一些患者两肺都是全白的，也就是说肺都塌掉了，就必须用到更高级的呼吸治疗手段了。

来自全国ICU的专家总结出了一份治疗指导意见，就是看患者缺氧程度的轻重。

轻度患者直接用高流量氧疗，中等程度直接上无创呼吸机。重病患者，或者使用高流量氧疗或无创呼吸机效果不好的患者，则使用有创呼吸机。

了解了，不同病情不同方法，呼吸机是最后的利器。

是的。从设备角度来看，这三种治疗方法都是利用空气、氧气精准混合，然后再按指令精准送气的原理。其中难度最大的就是有创呼吸机。

因此，不少有创呼吸机设备厂家就把高流量氧疗、无创呼吸机直接整合到有创呼吸机上了，从而减少空间占用，又能降低设备维护成本。

在新冠肺炎抗疫前线就能看到大量的这种多功能呼吸机哦！

太赞了！呼吸机竭尽全力对呼吸衰竭的患者提供呼吸支持，为医生抢救患者、治疗疾病争取时间、创造条件。

是的！病毒无情，人有情。在疫情爆发初期，国内厂家也纷纷放弃春节休假，全力投入到生产中，将呼吸机源源不断地运往战"疫"一线，为国家疫情防控阻击战贡献了力量！

15

支气管镜：呼吸科的"法宝"

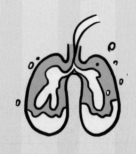

最近看新闻报道，支气管镜在新冠肺炎诊疗中发挥了很大作用。能不能给我讲讲支气管镜是什么呀？

没问题！我们就来瞧瞧这件呼吸科的"法宝"吧！我们通常说的支气管镜一般指软性支气管内窥镜。一套完整的软性支气管内窥镜系统包括：图像显示器、冷光源、图像处理器和支气管内窥镜。

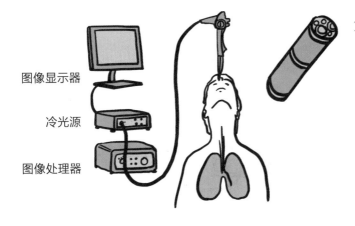

图像显示器

冷光源

图像处理器

支气管内窥镜
（简称支气管镜）

 听起来好复杂呀！

我们一起来看看工作原理图就没那么复杂啦！

冷光源通过镜体内部的导光光纤把光信号传递到气管、支气管组织，镜体前端的微型摄像装置（通常为CCD或CMOS）采集图像，并将光信号转换为电信号。

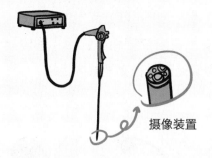

摄像装置

然后以电信号传给图像处理器，经过处理后变为图像显示在显示器上。

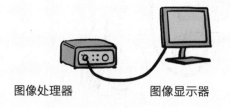

图像处理器　　　　　　　图像显示器

支气管镜是不是相当于给医生配了一副神秘的望远镜？

聪明！这让医生在患者的气管和支气管中进行更直观地观察诊断和治疗。而且现在的支气管镜很多都可以配合活检钳等器械使用，还相当于给医生配备了可以伸入气管、支气管中的"魔术手"呢。

哇！这下可以直接在气管、支气管中"遨游"啦。

没错。支气管镜在治疗和诊断上真的是有很多用途呢！

除了直接观察病灶，医生可以通过支气管镜工作通道获取病灶的组织和分泌物，从而开展病理和病原学的检查，进一步明确诊断。

此外，还可以进行异物取出、分泌物清理及取出、局部止血、局部靶向给药、介入治疗切除肿瘤等。

我听说最初发现新冠肺炎就是通过支气管镜。

哈哈哈，你真是小灵通啊。

2019年12月，武汉金银潭医院收治了10余例不明原因的肺炎患者，呼吸科陈慧冬主任带领着同事们，冒着巨大风险，通过支气管镜进行支气管肺泡灌洗和刷片。终于，他们从提取的下呼吸道样本中分离出了新冠病毒。

 看不出，小小的支气管镜竟有如此大的用处。它在新冠肺炎患者诊疗中是如何发挥作用的呢？

在新冠肺炎诊疗中，支气管镜可谓"秘密武器"，主要针对难确诊、难治疗的患者。
我们常在新闻中看到，有很多患者经过多次咽拭子检测都是阴性，但是肺部CT却有典型的"白肺"表现，后来对肺泡灌洗液进行核酸检测，结果呈阳性。

 肺泡灌洗是什么技术？

肺泡灌洗技术是支气管镜检查中的技术之一。通过支气管镜向肺泡中注入一定量的灌洗液并充分吸引，得到肺泡灌洗液，再对肺泡灌洗液进行成分分析。

相当于把肺泡洗了一遍，再分析洗肺的液体。

对的，而且肺泡灌洗技术分为全肺灌洗和肺段肺泡灌洗。前者是治疗肺泡蛋白沉积症的标准治疗方法；后者是常规疾病诊断的方法。本次新冠肺炎诊断采用的就是肺段肺泡支气管灌洗技术。

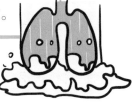

支气管镜用于诊断我知道了，它还可以参与新冠肺炎的治疗吗？

当然可以啦！新冠肺炎重症患者气管和支气管中有大量的黏稠分泌物，支气管镜的一大作用就是进行深部排痰、引流脓性分泌物。

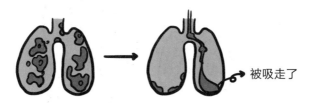

被吸走了

此外，患者在进行气管插管或者呼吸机辅助通气时，支气管镜还可以发挥引导和气道管理作用。

支气管镜的作用这么大，有没有什么使用风险呢？

新冠肺炎是一种传染性极强的疾病，使用支气管镜诊疗时极易导致患者出现咳嗽、用力呼吸等症状，产生大量飞沫或者气溶胶，进而污染室内设备、空气、人员，具有较高患－医和患－患之间交叉感染的风险。

除了新冠肺炎，平常的诊疗中支气管镜有哪些作用呢？

那可多了，随便说一说吧。

1 对肺部肿物进行直接观察和活检取材。

2 探究不明原因的咳嗽、喘息、肺部咯血及肺不张。

3 支气管镜引导下进行气管插管。

4 清除气管、支气管分泌物及局部给药。

支气管镜的使用这么广泛，有没有禁忌证人群呢？

支气管镜的绝对禁忌证范围越来越小。

目前来说，有严重疾病的患者如：严重心肺功能障碍、全身情况极度衰竭、严重的高血压及心律失常、不能纠正的出血倾向、神智混乱无法控制、急性呼吸性酸中毒者、未曾治疗的开放性肺结核、严重的上腔静脉阻塞、疑似主动脉瘤等属于绝对禁忌证。

肺动脉高压、心肺功能不全、气喘发作或者控制不良、凝血机制异常等属于相对禁忌证，需要权衡利弊再决定是否检查。

不管怎么说，支气管镜检查和治疗是呼吸科解决疑难诊断和危重症治疗不可替代的医疗辅助手段。

16

ECMO：ICU 的
有利武器

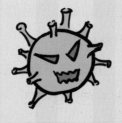

小械，新冠肺炎疫情让人这么揪心，也不知道现在抗疫前线有没有好的救治手段。

当然有了，像连续肾脏替代疗法（CRRT）、呼吸机等都在临床一线发挥着重要作用，有的医院还用ECMO成功救治了部分新冠肺炎重症患者。

这些新闻我看过，ECMO听起来好厉害的样子。到底什么是ECMO？它是如何救治患者的，能给我介绍一下吗？

当然可以了。我们都知道人体的肺有一个很重要的功能，就是帮助氧气和二氧化碳进行交换，将静脉血换成动脉血。这就是肺的氧合作用。其实早在17世纪，列文·虎克就提出了能不能在体外进行氧合的设想。

就是那个发明了光学显微镜的科学家吗？在那个年代提出这个理念果然很有前卫！

后来，随着肝素的发现、鼓泡式气体交换设备的发明等技术的不断进步和尝试，体外氧合逐步从设想变成了现实，并走向临床。

肝素（一种抗凝剂）　　鼓泡式气体交换设备

1953年，美国托马斯杰斐逊大学附属医院的吉本为一位患有巨大房间隔缺损的18岁女大学生实施修补手术。

他用自制人工心肺机转流26分钟成功完成手术，患者于术后2个月复查，显示缺损完全修复。术后30年进行随访时患者生活质量良好。

这是世界上首例成人体外循环下心直视手术，为后期ECMO的出现打下基础。

后来，随着膜式氧合器等的发明、改进，希尔医生在1971年完成了世界上首例体外氧合下的生命支持手术，这也是ECMO在临床的首次应用。

说了这么多，ECMO到底是什么呢？

简单来说，ECMO是体外膜式氧合（Extracorporeal Membrane Oxygenation）的缩写，它的原理是利用驱动泵将患者体内静脉血引出体外，形成血液循环，血液经过氧合器的氧合，并排除其中的二氧化碳后重新泵回患者体内。ECMO严格意义上是一套系统，主要有驱动泵、膜式氧合器和其他辅助器组成。

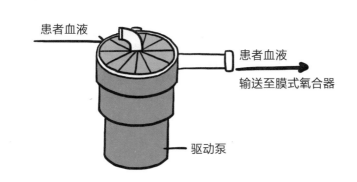

患者血液

患者血液
输送至膜式氧合器

驱动泵

其中，驱动泵主要有离心泵和滚压泵两类，承担着对血液进行"循环"的功能。

膜式氧合器由中空纤维编织而成，依靠氧合组件中的中空纤维膜，由气体分压差驱动气体交换，达到血液的"氧合"和排出二氧化碳的功能。

其他辅助器械包括调节血液温度的变温水箱、调节氧浓度的空氧混合器、检测患者血氧饱和度、压力、温度传感器的检测设备，以及管路、插管、各类接头等。

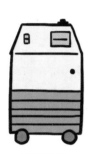

空气　氧气

空气混合气

监测设备及管路等

变温冰箱　　　　　　空气凝合器　　　　　　监测设备及管路等

最新的ECMO已经出现了集成化、便携式的趋势，并依靠涂层技术的进步、泵的流体力学设计改进等方式，逐步提高了ECMO装置的生物相容性，进而降低了溶血、血栓、气栓等风险，提高了临床救治效果。

 哇，感觉这个ECMO好厉害！是不是临床危重症抢救时都可以使用？

当然不是。ECMO的使用也有其明确的指征要求。由于其可取代心肺功能，进而改善全身各器官的有效灌注，常用于各种需要暂时性心肺支持的患者。

例如，心功能不全且无法通过药物治疗维持有效循环的心脏功能衰竭患者、传统治疗无效的呼吸衰竭，甚至心脏骤停的患者等。

注意

ECMO本身不是治疗相关原发性疾病的方法，只是一种生命支持的方法，能够迅速改善心肺功能不全患者的低氧血症和循环衰竭状态，等待心肺功能的恢复，是一种有效的救治心肺功能衰竭的过渡方法。

那么ECMO和新冠肺炎疫情有什么关系呢？

很多新冠肺炎患者特别是危重症患者的心肺功能损害严重，ECMO能暂时代替患者的心肺功能进行气体交换和血液循环，进而维持各个器官运转，为进一步治疗赢得宝贵时间。

不仅这次疫情，2009年猪流感疫情和2013年H7N9禽流感疫情中，都能看到ECMO的身影。ECMO还被写入了《人感染H7N9禽流感防治指南》《新型冠状病毒感染的肺炎诊疗方案》等指南文件中。

但ECMO作为一种生命支持方法，也有一定的局限性。

比如对技术要求较高，需要特定的设备及耗材，使用期间可能发生严重并发症等，因此，需严格按产品使用说明书及相关共识、规范执行。

 谢谢你，小械，跟着你我学到了很多关于ECMO的知识。疫情当前，希望ECMO能够救治更多的患者，帮助我们打好这场疫情攻坚战。

 不客气，虽然治疗新冠肺炎的方法很重要，但做好预防更重要，疫情期间，要注意勤洗手、戴口罩啊。

17

HIV 试纸的那些事

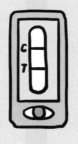

时间：一天深夜

地点：某大学的男生宿舍

阿翟全神贯注地盯着电脑屏幕，正在研究网购平台上几家店铺售卖的 HIV 试纸……

阿翟，还不睡啊？

对不起，把你吵醒了。刚刚我有重大发现，网上有卖HIV试纸的！我正研究呢。

阿翟，这些虽然在网上出售，但不一定都适用自测哦！

嗯？为什么？

阿翟，你看这两个注册证有什么不同？

医疗器械注册证（体外诊断试剂）

注册人名称：XX
注册人住所：XXXXXXXX
生产地址：XXXXXXXXXX
产品名称：人类免疫缺陷病毒Ⅰ型尿液抗体检测试剂盒（胶体金法）
包装规格：XX
主要组成成分：XXXXXXXXXX
预期用途：本产品用于定性检测人尿液样本中的人类免疫缺陷病毒Ⅰ型（HIV-1）抗体，可用于消费者自测。
附件：产品技术要求、说明书
产品储存条件及有效期：
其他内容：/
备注：

医疗器械注册证（体外诊断试剂）

注册人名称：XX
注册人住所：XXXXXXXX
生产地址：XXXXXXXXXX
产品名称：人类免疫缺陷病毒（HIV/1/2）抗体检测试剂盒（胶体金法）
包装规格：XX
主要组成成分：XXXXXXXXXX
预期用途：本产品用于定性检测血清、血浆或者全血样本中的人类免疫缺陷病毒（HIV1/2）抗体。
附件：产品技术要求、说明书
产品储存条件及有效期：
其他内容：/
备注：

一个是用尿液检测，一个是用血液检测。一个写了用于消费者自测，一个没写。

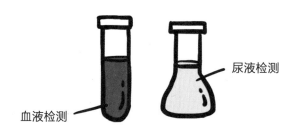

尿液检测

血液检测

没错！在网上出售的HIV试纸，并不是所有的都适合咱们个人自测，那些没有写明"用于消费者自测"的产品仅可以供医疗机构使用。

那用血液检测和用尿液检测有什么不同呢？

咱们先来看看样本类型为血液的HIV试纸。

这种试纸的全称一般为"人类免疫缺陷病毒HIV-1/2抗体检测试剂盒（胶体金法）"，用于体外定性检测人血清、血浆或全血样本中的人类免疫缺陷病毒（HIV-1/2）抗体。

反应的基本原理是：血液中的HIV抗体与试纸条中的抗原相结合，在T反应区呈现出红色反应条带，表明阳性结果。

阳性

阴性

无效

无效

小械！那用尿液测的那款试纸和这个是一样的吗？

原理是一样的，都是样本中的抗体与试纸条中的抗原相结合发生反应，但需注意的是，目前国家药监局批准上市的尿液自测HIV试纸条只能检测HIV-1型抗体。

1型和2型有什么区别呢？

HIV分为HIV-1型和HIV-2型。HIV-2主要局限于西部非洲、西欧和北美。HIV-1流行于世界各地，对人类威胁大。在我国流行的毒株也主要是HIV-1型。

小械，我心中有个疑问，你说HIV试纸靠谱吗？

从方法学上看，胶体金法不如酶联免疫法或者化学发光法灵敏，所以胶体金法HIV试纸的灵敏度较低，仅用于初筛。

如果结果呈阳性，我是说万一，要是阳性该怎么办呢？

首先确认操作无误，并重复取样检测。如果重复检测后仍为阳性，需要尽快去当地医院进一步检测或去疾控中心进行确证检测。

结果是阴性，是不是就表明没有被感染呢？

只有少数情况下，阳性样本会检为阴性。首先确认操作无误，然后结合有无HIV感染风险事件综合考虑，若有则可能正处在"窗口期"，需要后续不定期检测。

HIV感染风险事件？

高危性行为、毒品注射等均属于HIV感染风险事件。

怪不得大学校园里有自动贩卖的HIV试纸。

阿翟，你有没有……

当然没有啦！"单身狗"觉得很委屈。

万一有情况的话，记得72小时之内服用阻断药哦！

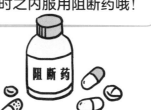

哼！我用不到！放心吧！

特别提醒，道路千万条，安全第一条，"开车"不规范，亲人两行泪。

18

避光输液器
使用有讲究

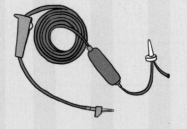

小械，我今天去医院探望朋友，看到有的患者用的输液器是棕色的，是为了好看吗？怎么不用粉色、绿色呢？

哈哈，这可不是为了好看。咱们先来了解一下输液器吧。

输液器用于静脉输注药液，通常由鲁尔圆锥接头、管路、滴斗、流量调节器、瓶塞穿刺器、药液过滤器等组成，部分输液器还带有包含空气过滤器的进气器件和药液注射件。在重力或压力的作用下，输液容器中的药液通过静脉穿刺器械向静脉内输液。输液器是无菌提供，一次性使用的。

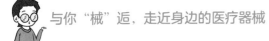
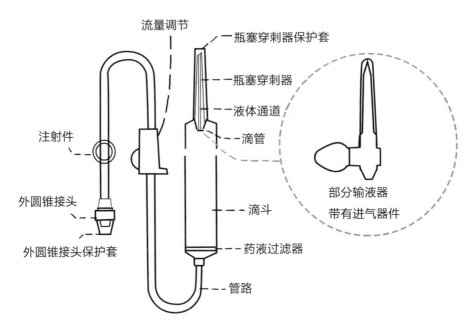

流量调节
瓶塞穿刺器保护套
瓶塞穿刺器
液体通道
滴管
注射件
外圆锥接头
外圆锥接头保护套
滴斗
药液过滤器
管路
部分输液器
带有进气器件

随着医疗技术的发展，输液器已由单一的普通输液器发展到精密过滤型输液器、避光输液器、滴定管式输液器、吊瓶式和袋式输液器、流量设定微调式输液器等多种产品共存。

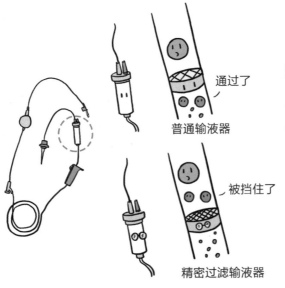

通过了
普通输液器
被挡住了
精密过滤输液器

精密过滤输液器过滤精度高，适用于临床上对输液有更高要求的情况。

流量设定微调式输液器适用于临床上需要控制和调节静脉输液流速的药液或液体。

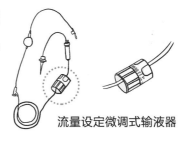

流量设定微调式输液器

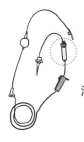 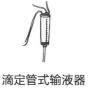

滴定管式输液器

滴定管式输液器供临床做定量输液使用。

吊瓶式和袋式输液器适用于某些大容量药液进行分装输液，且对输液精度要求不高的液体。

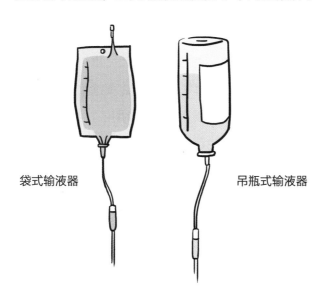

袋式输液器   吊瓶式输液器

避光输液器适用于需要避光输注的药物。

一次性使用的避光输液器一般呈棕色。经药监部门审批上市的避光输液器都有自身特定的避光波长及适用药物。临床上某些需避光输液的药物如抗肿瘤药物、降压的硝普钠、某些扩张血管药、某些水溶性维生素、某些抗感染的氟喹诺酮类药物等，输注时应当选择避光输液器。

为什么避光输液器是棕色的？全黑不是避光效果更好？

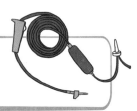

全黑的避光效果最好，可是不利于临床观察输液情况，因此避光输液器需要有一定透明度。黄光波长接近红光，光量子能量较小，对药液化学分解能力也较小，故选用暗黄色即棕色作为输液器避光色。一般在试验室中需要避光的试剂和药品也都选用棕色瓶贮存正是这个道理。

哦，原来是这样。

嗯，光照是影响药物稳定性的重要因素，为使患者得到更好的治疗，尽可能地规避药物不良反应，某些药物的输注选择避光输液器是必要的。

看来输液器的选择还是很重要的一个环节呢。

是的，输液器的正确使用是临床用药安全的重要保障。临床上，根据输液需求不同应当参照输液器使用说明书和药品说明书正确选择输液器，保障用药用械的安全性和有效性。

19

救命神器 AED：
公众急救进行时

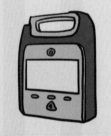

一天，地铁里一位大叔突然捂着胸口倒在了地上，小械对中年大叔进行徒手心肺复苏，并按照 AED 语音提示，连接好 AED 进行电击，几分钟后救护车赶到，医护人员把大叔送到了医院。

小械，你用的AED听着好耳熟，全称是什么啊？看着小小的，以前还以为是消防设施呢。

哈哈，AED是简称，全称是自动体外除颤器（Automated External Defibrillator），是一种在公共场所配置、用于公众急救的医疗器械，可以及时地消除心室颤动等致死性心律失常，大家都叫它"救命神器"呢。

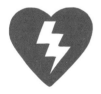 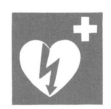

AHA（美国心脏协会）的 AED 标志　　ERC（欧洲复苏协会）的 AED 标志

常见的AED有两种，分别是半自动体外除颤器和自动体外除颤器。我刚才用的是半自动体外除颤器，需要操作者按键来释放除颤治疗能量。而自动体外除颤器可以自动释放除颤治疗能量，不需要操作者按键。在使用的时候，一定要遵从语音和屏幕提示信息。

哦，我想起来了，前段时间刚在新闻里听过。是不是越来越多的地方都安置了AED，以备在关键时刻抢救宝贵的生命！

 嗯，在公共场合如果突发心脏骤停或心源性猝死，心肺复苏和AED的使用每延误一分钟，救活率会下降7%~10%。

心脏骤停

0 ~ 4分钟：黄金时间，不会出现脑损伤

4 ~ 6分钟：有可能出现脑损伤

6 ~ 10分钟：脑损伤的概率很高

超过10分钟：脑组织损伤不可逆

全世界每年由1700万人死于心血管疾病，约70%的心搏骤停发生在医院之外，而且来不及送到医院。对于突发疾病或者遭遇意外的人来说，时间就是生命。

如在黄金4 ~ 6分钟内及时救治，患者的救活率在60%以上。

 越想越觉得刚刚实在太惊险了，及时地用上AED如此重要。小械，你再给我捋一遍使用步骤吧。

好啊，AED使用全过程都要遵循语音和屏幕提示。自动体外除颤器的基本操作只有两步：开启设备和贴除颤电极片。

第一步：

　　按电源键启动设备，只有当状态指示灯显示设备正常，才可以使用，检查除颤电极片。

第二步：

　　按照标识、语音或者动画提示，迅速贴好除颤电极片。露出患者胸部皮肤，如果患者皮肤上有水，需要擦干。患者胸部和附近有手饰之类的，也全部拿掉。对于胸部体毛较多的患者，如果有两套除颤电极片，可以用一套电极片粘去患者体毛后，贴好另一套除颤电极片。

　　除颤电极片位置：一个放在右上胸壁（锁骨下方），一个放在左乳头外侧。

　　电极连接到患者后，AED便开始自动分析患者的心脏节律了。注意要确保没有人再接触患者！

 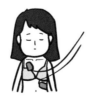

成人及体重在 25 千克
以上或年龄在 8 岁以上
的儿童的电极位置

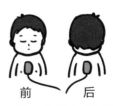

前　　　后

婴儿及体重在 25 千克
以下或年龄在 8 岁以下
的儿童的电极位置

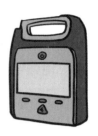

半自动体外除颤器的基本操作再增加一步，如果语音和屏幕提示为"建议电击"，按下"电击"按钮，释放除颤治疗能量。

原来使用起来并不难哦。以后要是遇到类似的突发情况，我也可以使用AED救人啦！

且慢，虽然AED使用便捷，但是目前国内配置的AED需要经急救培训的人员或急救中心调度人员指导下使用，而且在公共场所实施急救需要掌握急救的相关知识。

看你很感兴趣，建议你先了解120和红十字会组织的急救课程，在当地的急救培训中心就可以接受培训，合格后会有《急救证书》哦。

嗯嗯，我这就去了解报名信息！

知识拓展

心室颤动：

指心室发生无序的激动，发作时严重影响心室的排血功能，导致心音和脉搏消失，血压测不出，心、脑等脏器和外周组织血液灌注停止，阿-斯综合征发作，是导致心源性猝死的主要原因之一。

室性心动过速：

指发生在房氏束分叉以下的束支、心肌传导纤维、心室肌的快速性心律失常，持续性发作时的频率常常超过每分钟100次，并可发生血流动力学状态的恶化，可能蜕变为室扑、室颤，导致心源性猝死。

20

揭秘高电位治疗仪

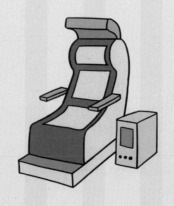

一天，小械的奶奶突然来电话说她去了一个叫"健康体验馆"的地方，有个热情的小姑娘跟她说他们那的仪器包治百病，风湿病、糖尿病、白血病、红斑狼疮都能治好，还能让她白发变黑发呢。他们这个体验馆服务特别周到，说是可以免费体验。让她坐在一个特别舒服的椅子里，打开一个仪器后小姑娘就说她已经处于生物电场中，可以调节植物神经、营养细胞、净化血液、增强免疫，真的好神奇。

电位治疗仪

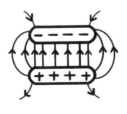

奶奶口中"健康体验馆的神器"究竟是什么呢？我今天就揭开它的神秘面纱，其实它的学名叫作高电位治疗仪。

所谓的生物电场也不过是我们在高中时就学到的电场概念，高电位治疗仪主要通过电场进行治疗，使人体局部或者全身处于电场环境中。

高电压也并不神秘，通过高压变压器即可将电压升到治疗用的输出电压，一般在9000~30000V之间。

除了高压变压器之外，高电位治疗仪还有一个重要的组成部分就是产生电场的电极。电极又分为单电极和双电极。

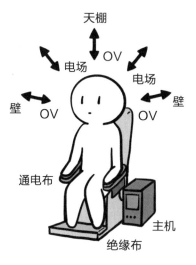

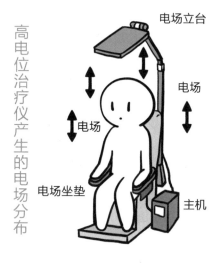

高电位治疗仪产生的电场分布

单电极

单电极就是我们看到的通电毯或者通电垫，铺在椅子上或者床上，电场处于电极和周围墙壁或者地板之间。

双电极

双电极多数表现形式为我们最常见到的治疗椅，在电极之间产生电场。

注意事项

看着就是一把普通的椅子，是不是可以随便坐呢？需要根据身体状况调节治疗时间、输出电压大小以及输出模式。输出模式分为三种，工频电场、静电电场和中频电场。不同电场之间的区别在于电场方向是否变换以及变换的快慢，针对不同的患者情况选择不同的电场模式。过敏性体质和体质虚弱者使用时要特别注意，最关键的是，一定要在有资质的医护人员指导下使用。

虽然在正常使用情况下，不会出现电击。但是前提是在正常使用情况下，用户在使用时一定要做好安全防护措施，比如在产品自带的绝缘垫上使用治疗仪，由专业人士进行安全检查并确保各电缆连接正确。不然会有电击风险哦。

小心我哦

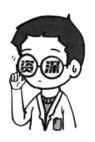

1. 所有这些都要在有资质的医护人员指导下使用。

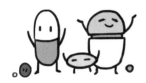

2. 请注意高电位治疗仪只能用于缓解部分症状，绝对不能代替药物治疗，药物治疗应遵医嘱。

适用范围

高电位治疗仪到底是不是如体验馆工作人员所说的那么神奇呢？答案当然是否定的。那些所谓的"营养细胞、净化血液、增强免疫"等都是夸大宣传，目前经过批准的适用范围主要是"用于头痛、肩膀酸痛、失眠、慢性便秘的症状缓解"。根据厂家申请的不同所获得的是这4种中一种或几种适用范围的批准。

禁忌证

高电位治疗仪是不是适用于所有人呢？答案是否定的，该类产品有严格的禁忌证，若不遵循会适得其反，还可能加重原有病情。例如植入体内电子仪器（如心脏起搏器）的患者、随身佩戴心电测量设备的患者和需要呼吸机维持生命的患者就不能使用。以下患者若未经专业医生诊断并同意使用，禁止进行高电位治疗：急性病患者、恶性肿瘤患者、传染病患者、妊娠妇女、心脏病患者、心肺肾功能不全的患者、严重脑血管病患者、高热患者、正在接受其他治疗或身体有异物者。

再次划重点

❶ 在有资质的医护人员指导下使用。

❷ 严格把握禁忌证。

❸ 仅是对于症状的缓解，不能替代任何药物治疗，药物治疗要严格遵照医嘱。

最后提醒：治疗需规范，购买请三思！

21

私人定制之 3D 打印骨科医疗器械

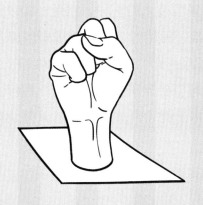

医疗器械展会上展示了 3D 打印骨骼假体。

小械你看，这次医疗器械展会上的3D打印骨骼假体能做的和真人骨头如此相似，真是太厉害了！这3D打印我之前有所耳闻，你能介绍一下具体是什么意思吗？

这可难不倒我。传统加工方法主要为减材工艺，包括剪、冲、折、压、弯、车、铣、磨、钻等，对于不规则零件很难加工。3D打印是一种增材制造方式，简单说就是在需要的地方叠加材料。

平时生活中的打印一般指平面打印，是二维的。3D是三维的意思，3D打印可以实现打印任意形状的立体实物。

3D打印即快速成型技术的一种，它是一种以数字模型文件为基础，运用粉末状金属或塑料等可黏合材料，通过逐层打印的方式来构造物体的技术。3D打印技术还可以应用于工业、珠宝、医疗、食品、建筑、土木工程、汽车、航空航天等众多领域的模型构建。

这个技术真是太好了，刚好可以解决我最近遇到的一位骨盆肿瘤患者的困扰。他病情十分严重，需要切除大部分骨盆。考虑到骨盆上方与脊柱相连，下方与股骨连接，过去的医疗中如果有类似情形，切除大面积骨盆后股骨头没有依附点，为保证患者生命安全，可能还要考虑截肢。对于年轻患者来说，生活质量大大降低，患者很难接受。听说3D打印的医疗器械可以实现保肢治疗，可以介绍一下吗？

3D打印技术可以通过计算机辅助设计，对患者病损部位构建模型，从而打印出匹配度更高的骨科医疗器械。

从临床数据真正到骨科医疗器械，具体是怎样实现这个过程呢？

我们不妨去3D打印企业参观一下吧。

于是，康康和小械来到了 3D 打印器械研发车间，详细了解器械研发车间的研制过程。

康工，您好。您能帮我们讲解一下3D打印定制器械是怎么研制出来的吗？

好的。首先要分析患者影像学检查数据（如CT），进行病损部位三维重建。

之后根据模型设置打印机参数，对三维数据进行分层切片处理，转为多层二维数据，将立体转为平面。最后将分析后的数据导入打印设备，进行逐层打印。

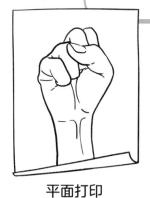

平面打印

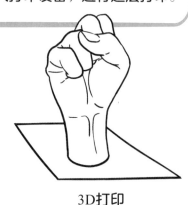

3D打印

根据原材料不同，打印的方式也有不同。有光敏固化、融化堆积、激光熔融、电子束熔融等很多种，主要原理跟蛋糕裱花似的，一层一层逐渐增加，最后形成需要的形状。

3D 打印技术类型

挤压：熔融沉积式（FDM）

线：电子束自由成型制造（EBF）

粒状：直接金属激光烧结（DLMS）

　　　电子束融化成型（EBM）

　　　选择性激光融化成型（SLM）

　　　选择性热烧结（SHS）

　　　选择性激光烧结（SLS）

光聚合：立体平板印刷（SLA）

　　　　数字光处理（DLP）

粉末层喷头 3D 打印：石膏 3D 打印（PP）

层压：分层实体铸造（LOM）

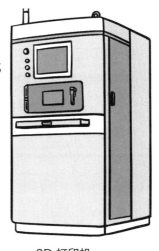

例如这台 3D 电子束熔融打印机，就是采用电子束对金属钛粉末进行熔融打印。通过铺粉－预加热－熔化－平台下降－铺粉的循环加工过程，得到成型件。

3D 打印机

打印出来的假体可以与患者的骨头紧密地结合吗？

这就是3D打印的另一个优势，除了个性化匹配定制外，还可以通过模拟骨骼的微观结构，促进骨长入，从而加强二者结合的稳定性。

 这可真是患者的福音啊！

3D打印医疗器械不可随意安装使用到人体，需要经过严格的质量控制和审批审核。前期需要做充分的力学、生物学等验证，以保证器械能够满足临床需求。

监管部门针对3D打印医疗器械制定了一系列法规和指南进行监督管理，如《定制式医疗器械监督管理规定（试行）》《无源植入性骨、关节及口腔硬组织个性化增材制造医疗器械注册技术审查指导原则》等。

明白了！3D打印产品要经过详细讨论验证后，在保证安全有效的原则下为患者定制。